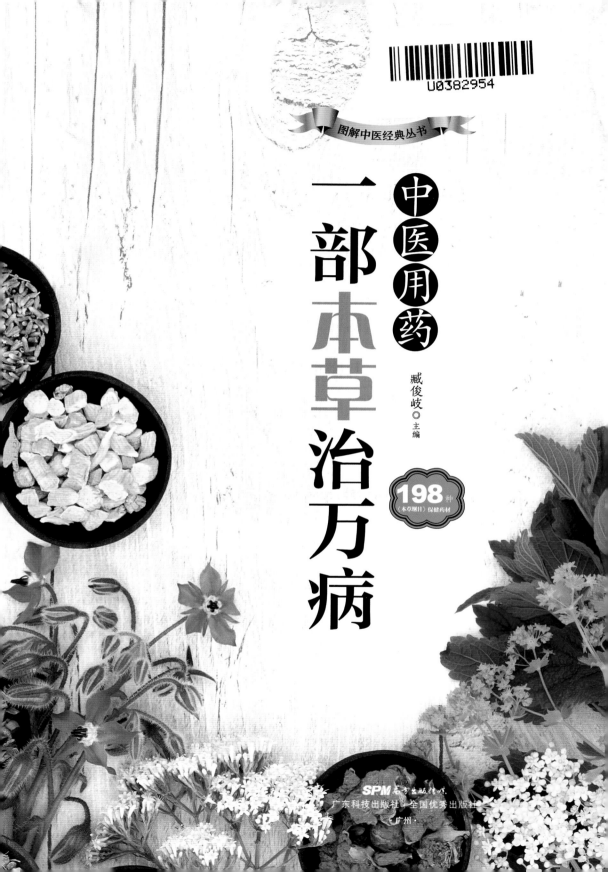

U0382954

图解中医经典丛书

中医用药

一部本草治万病

臧俊岐◎主编

198种
《本草纲目》保健药材

SPM 南方出版传媒
广东科技出版社·全国优秀出版社
·广州·

图书在版编目（CIP）数据

中医用药：一部本草治万病/臧俊岐主编.—广州：
广东科技出版社，2018.3
（图解中医经典丛书）
ISBN 978-7-5359-6824-1

Ⅰ.①中…　Ⅱ.①臧…　Ⅲ. ①本草－图解　Ⅳ.①R281-64

中国版本图书馆CIP数据核字(2017)第307879号

中 医 用 药：一 部 本 草 治 万 病
Zhongyi Yongyao：Yibu Bencao Zhi Wanbing

责任编辑：方　敏　李　莎
封面设计：深圳市金版文化发展股份有限公司
责任校对：黄慧怡
责任印制：林记松
出版发行：广东科技出版社
　　　　　（广州市环市东路水荫路11号　邮政编码：510075）
http://www.gdstp.com.cn
E-mail：gdkjyxb@gdstp.com.cn（营销）
E-mail：gdkjzbb@gdstp.com.cn（编务室）
经　　销：广东新华发行集团股份有限公司
印　　刷：深圳市雅佳图印刷有限公司
　　　　　（深圳市龙岗区坂田大发路29号C栋1楼　邮政编码：518000）
规　　格：723mm×1 020mm　1/16　印张12　字数280千
版　　次：2018年3月第1版
　　　　　2018年3月第1次印刷
定　　价：38.80元

如发现因印装质量问题影响阅读，请与承印厂联系调换。

Preface 序言

　　明代医药学家李时珍的巨著《本草纲目》，内容恢宏，被誉为"东方药物巨典"，作为中国医药宝库中的珍贵遗产，对人类医药学产生了极为深远的影响。可惜的是，因为时代变迁，植物名称有所更迭，所以许多本草记载的植物名，现代人多半不识；或因地理环境的不同与产业经济的改变，许多人只听过药草名但未见过实物本尊。

　　李时珍在论述药物的同时，也注重药材的养生作用与实用性。为了沿用医家所长，让人们更全面、更清晰、更透彻地了解中草药知识，本书开篇就讲述了中药的相关基础知识，包括药材的来源、用量、煎煮方法等，然后以养生祛病的实用性为出发点，将《本草纲目》中的部分常用药物，按药性、功效进行重新分类（如解表、清热、理气、消食、补虚等），再一一解读。

　　全书共收录具有养生保健作用的药物 198 味，大部分药材均用李时珍原文先进行描述引入，再详细介绍了药材的性味、归经、药用功效、主治病症、用法用量等专业药物知识，文字简洁明了，突出药物特色，让读者一目了然。同时每味药材还附有 1～6 个实用本草方，虽然原书附方较多，但由于本书篇幅有限，只能尽量收载简单易行、操作方便的妙方，对原书中的古方剂量亦换算为现代常用单位数值。

　　另外，本书配以 400 多张高清药用植物及成品药材实图，近距离展示了中草药的真实面目，部分药材还贴合生活实际附上了药膳制作方以供参考，让读者获得更充实、更实用、更有价值的阅读体验，可以正确识别和应用中草药，能够在生活中做到有的放矢、对症下药！此外，因为有些植物和药材具有毒性，所以编者不建议非专业人士私自采集和使用。

　　本书医药知识丰富多彩，在传承医家经典的同时，结合现代科学实际应用，使其具有一定的学术价值和实用价值，但由于本草知识博大精深，编者水平有限，编写过程中难免有疏漏或不足之处，敬请广大读者不吝指正。

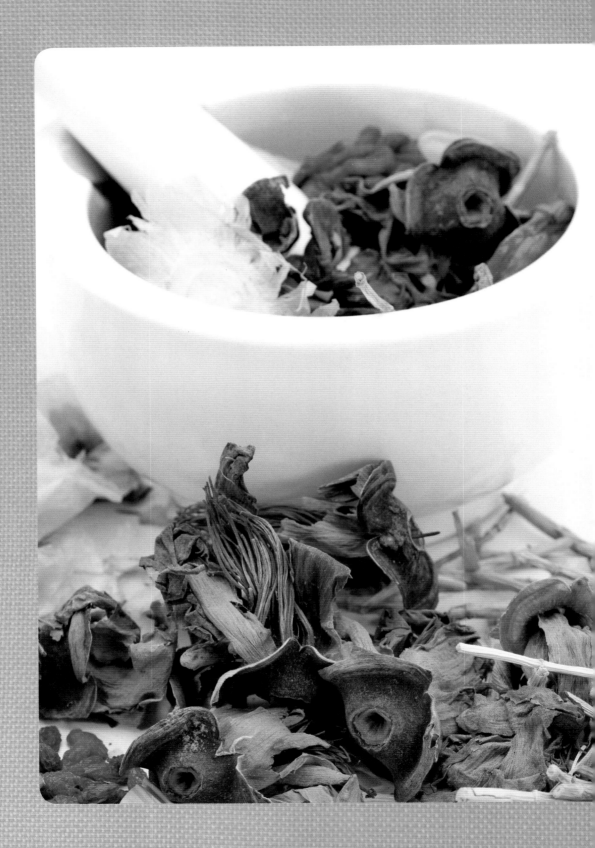

CONTENTS 目录

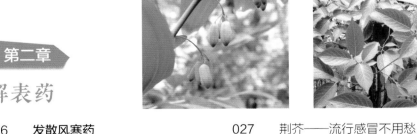
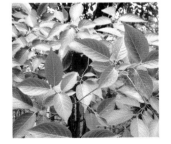

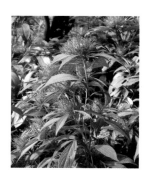
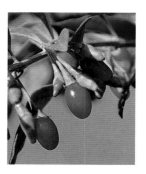

第三章
补虚健体药

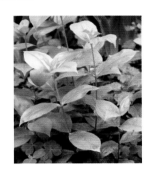
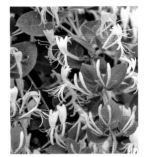

第四章

清热药

第五章

祛风治湿药

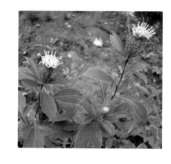

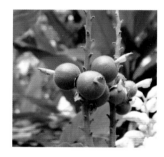

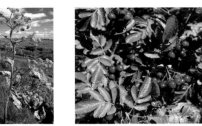

第六章

消食泻下药

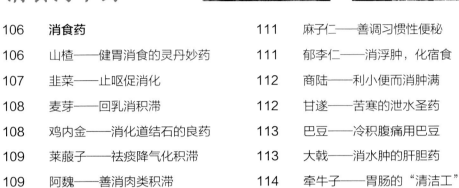

第七章

温里理气药

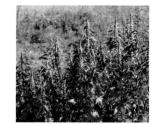
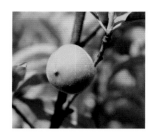

第八章

活血止血药

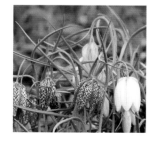
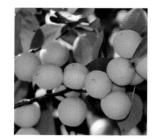

第九章

化痰止咳平喘药

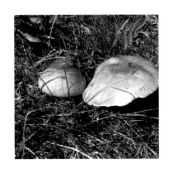
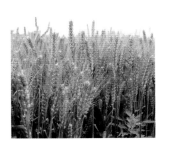

第十章

安神收敛药

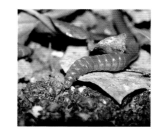
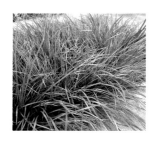

第十一章

平肝息风开窍药

附录

第一章

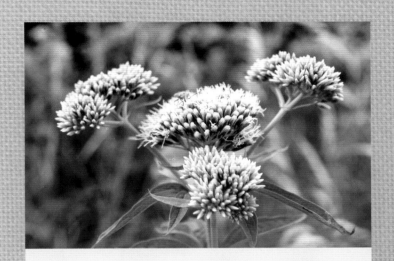

了解中药，
邂逅本草

我国地域辽阔，自然环境复杂多样，中草药资源十分丰富。中草药的药源有植物、动物和矿物等，其中以植物类中草药占多数，使用也更普遍，而且把各种药材配伍而形成的方剂更是数不胜数。

中药的形成包含了药材的采集、加工炮制、分类、煎煮等，涉及的知识已然形成了一门独立的科学——本草学。

了解药材来源，揭开神秘面纱

● 中草药的采集

中草药的采收季节、时间、方法和贮藏等对中草药的品质好坏有着密切的关系，是保证药物质量的重要环节。因此，采药要根据不同时期不同的药用部分（如植物的根、茎、叶、花、果实、种子或全草都有一定的生长成熟时期），有计划地进行采集和贮藏，这样才能得到较高的产量和品质较好的药物，以保证药物的供应和疗效，满足人民卫生保健事业的需要。

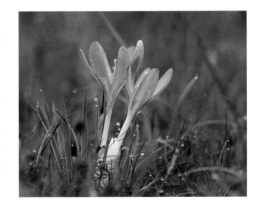

采集原则

1. 全草、茎枝及叶类药物：大多在夏秋季节植株充分生长、茎叶茂盛或开花时期采集，但有些植物的叶亦有在秋冬时期采收的。多年生草本常割取地上部分，如益母草、薄荷等；一些根茎较柔弱的植物及必须带根用的药物则要连根拔起，如垂盆草、紫花地丁等。

2. 根和根茎类药物：一般是在秋季植物地上部分开始枯萎或早春植物抽苗时采集，这时植物的养分多贮藏在根或根茎部，所采的药物产量高、质量好。但也有些植物如太子参、半夏、延胡索等则在夏天采收。多数的根及根茎类药物需生长一年或两年以上才能采收供药用。

3. 花类药物：多在花未开放的花蕾时期或刚开时候采集，以免香味失散、花瓣散落，影响质量，如金银花、月季花等。由于植物的花期一般很短，有的要分次及时采集，如红花要采花冠由黄变红的花瓣，采集花粉粒需待花盛开时采收，如松花粉、蒲黄等。采集花类药物最好在晴天早晨，以便采后迅速晾晒干燥。

4. 果实类药物：除少数采用未成熟果实外，如青皮、桑槐等，一般应在果实成熟时采集。

5. 种子类药物：通常在完全成熟后采集。有些种子成熟后容易散落，如牵牛子、急性子（凤仙花子）等，则在果实成熟而未开裂时采集。有些既用全草，又用种子的药物，则可在种子成熟时割取全草，将种子打下后分别晒干贮藏，如车前子、紫苏子等。

6. 树皮和根皮类药物：通常是在春夏间剥取，这时正值植物生长旺盛期，浆液较多，容易剥离。剥树皮时应注意不能将树干整个一圈剥下，以免影响树干的输导系统，造成树木的死亡。

7. 动物类药物：一般潜藏在地下的小动物，宜在夏秋季捕捉，如蚯蚓、蟋蟀等；大动物虽然四季皆可捕捉，但一般宜在秋冬季猎取，不过鹿茸必须在雄鹿幼角未角化时采取。

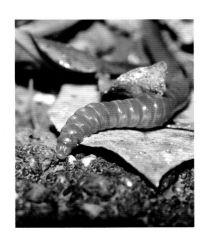

采集注意要点

1. **留根保种：**有些多年生植物，地上部分可以代根用的，尽量不要连根拔取；必须用根或根茎的，应该注意留根。有些雌雄异株的植物如栝楼应保留雌株，在挖掘天花粉时一般只挖取雄株的块根。用全草的一年生植物，大量采集时应留下一些苗壮的植株，以备留种繁殖。用叶的药物不要把全株叶子一次采光，应尽量摘取密集部分，以免影响植物的生长。

2. **充分利用：**根、茎、叶、花都可入药的多年生植物，应多考虑用地上部分和产量较多的部分。此外，可结合环境卫生大扫除、垦地填洪和伐木修枝，随时注意将可作药用的树皮、根皮、全草等收集起来，认真地加以整理，以供药用。

3. **适当种植：**根据实际需要，对于本地难以采集或野生较少的品种，可以适当地进行引种繁殖，以便采用。

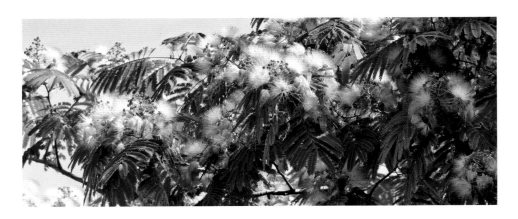

● 中草药的加工

加工即"炮制"，又称"炮炙"，是药物在制成各种剂型之前对药材的整理加工以及根据医疗需要而进行加热处理的一些方法。

中草药加工的目的

1.**消除或减少药物的毒性、烈性和副作用**：如生半夏、生南星有毒，用生姜、明矾脆制，可解除毒性；巴豆有剧毒，去油用霜，可减少毒性。

2.**改变药物的性能**：如地黄生用性寒凉血，蒸制成熟地黄则微温而补血；何首乌生用润肠通便、解疮毒，制熟能补肝肾、益精血。

3.**便于制剂和贮藏**：如将植物类药物切碎，便于煎煮；矿物类药物煅制，便于研粉；某些生药在采集后必须烘焙，使药物充分干燥，以便贮藏。

4.**使药物洁净，便于服用**：如药物在采集后必须清除泥沙杂质和非药用的部分，有些海产品与动物类的药物需要漂去咸味及腥味等。

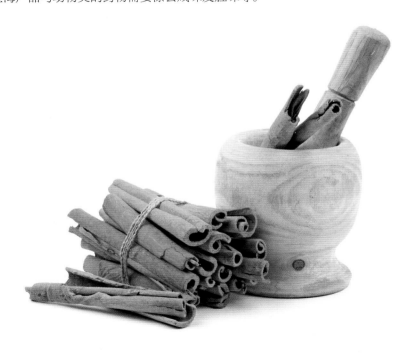

中草药常用的加工方法

洗：将原药放在清水中，经过洗涤去除药物表面的泥沙杂质，从而达到洁净卫生的目的。应注意浸洗的时间不要过长，以防有效成分溶于水中。

漂：有腥气（如龟板、鳖甲、乌贼骨）或有咸味（如昆布、海藻）或有毒性（如乌头、附子）的药物，可用大量清水反复浸漂，且经常换水，则能漂去这些气味或减少毒性。

泡：用药物汁水浸泡以减低原药的烈性或刺激性，如用甘草水泡远志、吴茱萸。

渍：在药物上喷洒少量清水，让水分渐渐渗透而使药物柔软，便于切片。某些药物浸泡后药性易于减退的，宜用此法。

水飞：水飞是研粉方法之一，适用于矿石和贝壳类不易溶解于水的药物，如朱砂等，目的是使药物粉碎得更加细腻，便于内服和外用。在水飞前先将药物打成粗末，然后放在研钵内和水同研，倾取上部的混悬液，然后再将沉于下部的粗末继续研磨，这样反复操作，研至将细粉放在舌上尝之无渣为度。水飞可防止粉末在研磨时飞扬，以减少损耗。

煅：煅的主要作用是将药物通过烈火直接或间接煅烧，使其质地松脆，易于粉碎，充分发挥药效。

炒：炒是炮制加工中常用的一种加热法，是将药物放于锅内加热，用铁铲不断铲动，炒至一定程度取出。

炮：炮与炒基本相同，但炮要求火力猛烈，操作动作要快，这样可使药物（一般需切成小块）通过高热，达到体积膨胀，药物松脆，如干姜即用此法加工成为炮姜炭。

煨：煨的主要作用在于缓和药性和减少副作用。常用的简易煨法是将药物用草纸包裹两三层，放在清水中浸湿，置文火上直接煨，煨至草纸焦黑、药物全熟取出，煨生姜就是用此法。

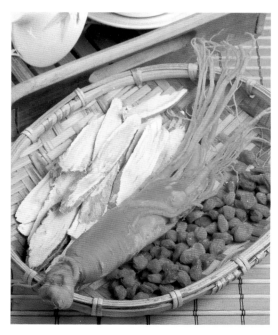

煮：将经过整理及洗净的原药，放锅内用清水或其他辅助药材同煮至熟透。如附子、川乌与豆腐同煮可减少毒性。

药材质量好不好，辨了才知道

中药材的质量指的是中药材这种商品的价值的优劣程度。中药材的真假、质量的好坏，会直接影响临床应用的效果和患者的生命安全，因此中药材的鉴别有着十分重要的意义。中药材的质量有一个基本要求，即安全有效。中药材的质量包含外观质量和内在质量两个部分。而对于中药材的鉴别方法有很多，主要有对药材外观性状的鉴别和用显微镜观结构的鉴别，以及化学分析、生物测定等鉴别方法。最常用的中药材鉴别就是对药材外观性状的鉴别。

● 从外观鉴别药材质量

NO.1 眼观

看药材的表面——不同种类的药材由于用药部位的不同，其外形特征会有所差异。如根类药材多为圆柱形或纺锤形，皮类药材则多为卷筒状，等等。另外，一些药材有着它们自己特定的表面特征，或光滑，或粗糙，或长有鳞叶、凸起等。这些特征都是鉴别药材真伪优劣的重要依据。

看颜色——药材的不同颜色或变化，是鉴别药材的重要因素。通过对药材外表颜色的观察，分辨出药材的品种、产地和质量的好坏。比如黄连色要黄，丹参色要红，玄参色偏黑等。

看断面——很多药材的断面都具有明显的特征，如防己的断面呈车轮纹理，而黄芪的断面纹理呈"菊花心"样，杜仲有胶状的细丝相连，等等。这些独有的断面特征是鉴别药材的重要依据。

NO.2 手触

手摸法——用手去感受药材的软硬、轻重，质地是疏松还是致密，表面是光滑还是黏腻，细致还是粗糙，以此鉴别药材的好坏。如盐附子质软，而黑附子则质地坚硬。

手捏法——用手感受药材的干湿、黏附，例如天仙子手捏有黏性。

手掂法——用手拿着药材上下掂动感受药材的轻重，疏松还是致密。如荆三棱坚实体重，而泡三棱则体轻。

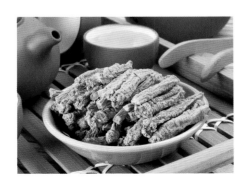

NO.3 鼻闻

直接鼻嗅法——将草药靠近鼻子闻它的气味，例如薄荷的香、阿魏的臭、白鲜皮的羊膻气等。

气鼻嗅法——将草药放入热水中浸泡，如犀角有清香而不腥，水牛角略有腥气。

揉搓鼻嗅法——因有些草药的气味微弱，不易直接嗅到，我们可以将它揉搓、折断后再闻味，如鱼腥草的腥味、细辛的清香味等。

NO.4 口尝

鉴别药材的意义不仅在于味道，还包括"味感"。味分为辛、甘、酸、苦、咸，如山楂的酸、黄连的苦、甘草的甜等。

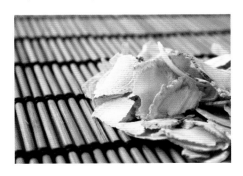

● **从内在鉴别药材质量**

中药材的疗效和药效物质的含量密切相关，因此，中药材最科学合理的质量指标应是药效物质的含量。《中国药典》（2005年版）收载的551种药材及饮片品种中，规定了217种中药材有效物质的含量限度。如黄连中小檗碱的含量不得少于3.6%，国产沉香中醇浸出物的含量不得低于10.0%。

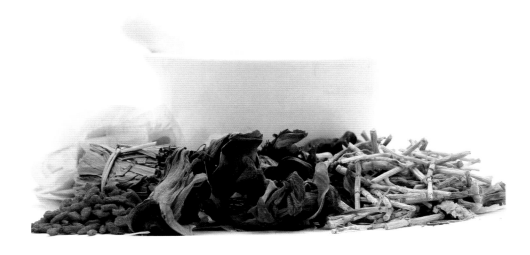

了解"四气五味"，认识本草药性

● 寒、热、温、凉为四气

四气又称四性，即寒、热、温、凉四种药性，反映药物在影响人体阴阳盛衰、寒热变化方面的作用倾向，用以说明药物的作用性质。寒凉和温热是对立的两种药性，寒和凉之间、热和温之间是程度上的不同，也就是说药性相同，但在程度上有差别，温次于热，凉次于寒。

此外，在寒、热、温、凉之外，还有"平性"。"平性"是指药性平和，寒热之性不甚明显，但实际上仍有偏温、偏凉之不同。称其性平是相对而言的，仍未超出四性的范围。故四性从本质而言，实际上是寒、热二性。

药物四气的确定

药性的寒、热、温、凉，是药物作用于人体发生的反应归纳出来的。例如，感受风寒、怕冷发热、流清涕、小便清长、舌苔白，这是寒的症状，此时用紫苏、生姜煎汤饮服后，可以使患者发汗，有效消除上述症状，说明紫苏、生姜的药性是温热的。如果生了疔疮，局部红肿疼痛，甚至小便黄色，舌苔发黄，或有发热，这就是热的症状，此时用金银花、菊花来治疗，可以得到治愈，说明金银花、菊花的药性是寒凉的。

四气的作用

中草药的四气，通过长时期的临床实践，绝大多数已为人们所掌握，如果我们熟悉了各种药物的四气，就可以根据"疗寒以热药，疗热以寒药"和"热者寒之，寒者热之"的治疗原则针对病情适当应用。一般寒凉药大多具有清热、泻火、解毒等作用，常用来治疗热性病症；温热药大多具有温中、助阳、散寒等作用，常用来治疗寒性病症。

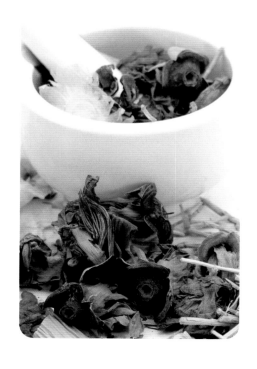

● 辛、甘、酸、苦、咸称五味

"五味"是指药物有辛、甘、酸、苦、咸五种不同的味道，具有不同的治疗作用。五味是通过人的味觉辨别出来的，是药物真实味道的反应。然而和四气一样，五味更重要的是通过长期实践观察，发现不同味道的药物作用于人体会有不同的反应，产生不同的效果，因而归纳出五味的理论。所以说，五味更重要的是对药物作用的高度概括。

根据前人不断研究，将五味所代表药物的作用及主治病症分述如下：

辛　"能散、能行"，有发散、行气、行血的作用。一般来讲，解表药、行气药、活血药多具有辛味，因此，辛味药多用于治表证及气血阻滞之证。如苏叶发散风寒、木香行气除胀、川芎活血化瘀等。此外，辛味药还有润养的作用，如款冬花润肺止咳，菟丝子滋养补肾等。但大多数辛味药以行、散为攻，"辛润"之说缺乏代表性。

甘　"能补、能和、能缓"，具有补益和中、调和药性和缓急止痛的作用。一般来说，滋养补虚、调和药性及制止疼痛的药物多具有甘味。甘味药多用于治正气虚弱、身体诸痛及调和药性、中毒解救等几个方面，如人参大补元气，熟地黄滋补精血，饴糖缓急止痛，甘草调和药性并解药食中毒等。

酸　"能收、能涩"，有收敛、固涩的作用，一般固表止汗、敛肺止咳、涩肠止泻、固精缩尿、固崩止带的药物多具有酸味。酸味药多用于治体虚多汗、肺虚久咳、久泻肠滑、遗精滑精、遗尿尿频、崩带不止等症，如五味子固表止汗，乌梅敛肺止咳，五倍子涩肠止泻，山茱萸涩精止遗以及赤石脂固崩止带等。

苦　"能泄、能燥、能坚"，具有清热泻火、泄降气逆、通泄大便、燥湿坚阴等作用。一般来讲，清热泻火、下气平喘、降气止呕、通利大便、清热燥湿、苦温燥湿、泻火存阴的药物多具有苦味，多用于治热证、火证、喘证、呕恶、便秘、湿证、阴虚火旺等。如黄芩、栀子清热泻火，杏仁、葶苈子降气平喘，半夏降逆止呕，大黄泻热通便，知母、黄柏泻火存阴等。

咸 　　"能下、能软"，具有泻下通便、软坚散结的作用。一般泻下或润下通便及软化坚硬、消散结块的药物多具有咸味。咸味药多用于治大便燥结、痰咳、瘿瘤、癥瘕痞块等症，如芒硝泻热通便，海藻、牡蛎消散瘿瘤，鳖甲软坚消结等。

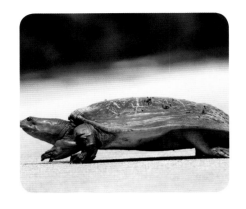

　　此外，有些药物还具有淡味或涩味，因而实际上不止五种，但是五味是最基本的五种滋味，所以仍然称为五味。

淡 　　"能利、能渗"，具有渗湿、利小便的作用，故有些利水渗湿的药物具有淡味。淡味药多用于治水肿、小便不利之症，如薏苡仁、通草、茯苓等。由于《神农本草经》未提淡味，后世医家主张"淡附于甘"，故只言五味，不称六味。

涩 　　与酸味药的作用相似，多用于治虚汗、泄泻、尿频、遗精、滑精、出血等症，如莲子固精止带，禹余粮涩肠止泻，乌贼骨收涩止血等。故本草文献常以酸味代表涩味功效，或与酸味并列，表明药性。

● 性与味的关系

　　由于每一种药物都具有性和味，因此两者必须综合起来看。例如两种药物都是寒性，但是味不相同，一是苦寒，另一是辛寒，两者的作用就有差异。反过来说，假如两种药物都是甘味，但性不相同，一是甘寒，一是甘温，其作用也不一样。所以，不能把性与味孤立起来看。性与味显示了药物的部分性能，也显示出有些药物的共性。只有认识和掌握每一种药物的全部性能，以及性味相同药物之间同中有异的特性，才能全面而准确地了解和使用药物。

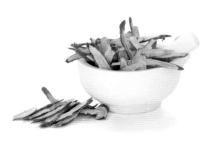

　　在临床具体应用时，一般都是既用其性又用其味的；而在特殊应用的时候，配合其他药物，则或用其性，或用其味。

"药物归经" 能让中药运用更精准

药物对于人体某些脏腑、经络有着特殊的作用，这种作用在中医上概括为"归经"。例如，龙胆草归胆经，说明它有治疗胆疾的功效；藿香归脾、胃二经，说明它有治疗脾胃病症的功效……

"药物归经"这一理论，是以脏腑、经络理论为基础的。由于经络能够沟通人体的内外表里，所以一旦人体发生病变，体表的病变可以通过经络影响内在的脏腑，脏腑的病变也可通过经络反映到体表。各个脏腑、经络发生病变产生的症状是各不相同的。如：肺有病变时，常出现咳嗽、气喘等；肝有病变时，常出现胁痛、抽搐等；心有病变时，常出现心悸、神志昏迷等。在临床上，用贝母、杏仁能止咳，说明它们能归入肺经；用青皮、香附能治胁痛，说明它们能归入肝经；用麝香、石菖蒲能使神志苏醒，说明它们能归入心经。由此可见，药物的归经也是人们长期从临床疗效观察中总结出来的。

疾病的性质有寒、热、虚、实等不同，用药也必须有温（治寒证）、清（治热证）、补（治虚证）、泻（治实证）等区分。但是同样性质的病其发病脏腑经络又可能不一致，如热性病证，又有肺热、胃热、心火、肝火等，在用药治疗时，虽然都需要根据"疗热以寒药"的原则选用性质寒凉的药物，但还应该考虑脏腑经络的差异，如鱼腥草可清肺热，竹叶可清胃热，莲子心可清心火，夏枯草可清肝火，就是由于它们归经的不同而有所区别。同样原因，对寒证也要进一步分肺寒、脾寒等，虚证要分脾虚、肾虚等。在治疗上，温肺的药物，未必能暖脾；清心的药物，未必能清肺；补肝的药物，未必能补肾；泻大肠的药物，未必能泻肺……所有这些情况，都说明药物归经有很重要的意义。

但是，在应用药物的时候，如果只掌握药物的归经，而忽略了四气、五味、补、泻等药性，同样也是不够全面的。因为某一脏腑经络发生病变，可能有的属寒、有的属热，也有可能有的属实、有的属虚，那就不能因为重视归经而将能归该经的药物不加区分地应用。相反，同归一经的药物种类很多，有清、温、补、泻的不同，如肺病咳嗽，虽然黄芩、干姜、百合、葶苈子都能归肺经，在应用时却不一样，黄芩主要清肺热，干姜主要能温肺，百合主要补肺虚，葶苈子主要泻肺实，在其他脏腑经络方面同样也是如此。

古代文献上曾将"归经"和"五味"联系起来，认为味酸能入肝，味苦能入心，味辛能入肺，味甘能入脾，味咸能入肾。这种归纳，虽然对一部分药物是符合的，但绝大部分与客观实际情况并不符合，不能作为规律性来认识。

注意"升降浮沉"，用药得顺应病情变化

升降浮沉，就是药物作用于人体的四种趋向。它们的意义如下：

 升　　指上升、升提，能治病势下陷的药物，都有升的作用。

 降　　指下降、降逆，能治病势上逆的药物，都有降的作用。

 浮　　指轻浮、上行、发散，能治病位在表的药物，都有浮的作用。

 沉　　指重沉、下行、泄利，能治病位在里的药物，都有沉的作用。

归纳来说，凡升浮的药物，都能上行、向外，如具有升阳、发表、散寒、催吐等作用的药物，药性多是升浮的；凡沉降的药物，都能下行、向里，如清热、泻下、利水、收敛、平喘、降逆等作用的药物，药性多是沉降的。

升、降、浮、沉，既是四种不同药性，同时在临床上又作为用药的原则，这是它的重要意义。因为人体发生病变的部位有上、下、表、里的不同，病势有上逆和下陷的差别，在治疗上就需要针对病情，选用药物。病势上逆者，宜降不宜升，如胃气上逆的呕吐，当用柿蒂、半夏降逆止呕，不可用瓜蒂等涌吐药。病势下陷者，宜升不宜降，如久泻

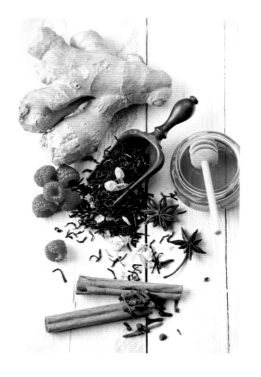

脱肛，当用黄芪、党参、升麻、柴胡等益气升提，不可用大黄等通便药。病位在表者，宜发表而不宜收敛，因表证需发汗解表，当用紫苏、生姜等升浮药，而不能用浮小麦、糯稻根等收敛止汗药。病位在里者，宜用清热、泻下或温里、利水等沉降药，不宜用解表药等，如肝阳上逆的头痛，误用升散药，反而造成肝阳更为亢盛；脾阳下陷的泄泻，误用通降药，反而造成中气更为下陷，以致久泻不止。

升降浮沉，也是对药性认识的一种归纳方法，并且在应用上和药物的归经有密切联系。例如，肺病咳嗽，当用肺经药物，但又须区分病势的情况，考虑升浮沉降的药物：如果由于外邪束肺、肺气失宣引起的咳嗽，当用升浮药发散外邪，宣畅肺气，如麻黄、桔梗等；如肺虚久咳就应该用敛肺止咳等药性沉降的药物如五味子、诃子来治疗。又如，气分上逆的病证，应当用沉降药来治疗，但又须区别属于何经。如：胃气上逆、呕吐呃逆，就要用半夏、丁香等入胃经的药；肺气上逆、咳嗽气喘，就要用旋覆花、白前等入肺经的药。

升降浮沉的药性，一般来说和药物的性味、质地有一定关系。从药性方面来说，凡味属辛、甘，性属温热的药物，大多为升浮药；味属苦、酸、咸，性属寒凉的药物，大多为沉降药。因此有"酸咸无升、辛甘无降、寒无浮散、热无沉降"的说法。从药物质地方面来说，凡花、叶以及质轻的药物，大多为升浮药；凡种子、果实、矿石以及质重的药物，大多为沉降药。

但是，上述情况又并不是绝对的，还必须从各种药物的功效特点来考虑，例如"诸花皆升，旋覆花独降"。在性味和质地方面，药物的升降浮沉也是如此，如紫苏子辛温，沉香辛微温，从性味来说应是升浮，但因为质重，所以作用为沉降；胡荽子药用种子应是沉降，但因为药性辛温，所以作用为升浮等。此外，通过药物的炮制，也能使升降浮沉有所转化，如酒炒则升、姜制则散、醋炒则敛、盐制则下行等。

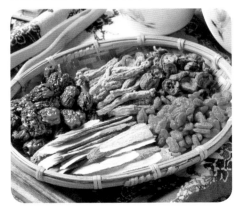

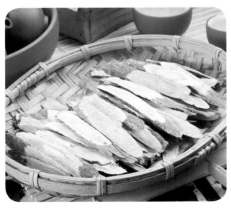

用药前先正确认识中药的毒性

"是药三分毒"，中药的毒性是指药物对机体的损害性。毒副作用与一般的副作用不同，是指用药后能导致器官损害、机体功能障碍，产生新的疾病，甚至导致死亡。

● 中药毒性的含义

NO.1 药物有无毒性

凡有毒的药物大多作用强烈，或者有副作用，用之不当可导致中毒，甚至危及生命；无毒的药物，性质比较平和。古人很重视药物的毒性，《神农本草经》把药物的毒性作为分类的依据，把可以攻病愈疾的药物归为有毒，可以久服补虚的药物归为无毒。

NO.2 毒性是药物的偏性

古人认为毒药是药物的总称，如张仲景说："药以治病，因毒为能，所谓毒者，因气味之有便也……大凡可以辟邪安正者，均可以称为毒药，故曰毒药攻邪也。"这里所指的毒药，即是泛指一切药物。

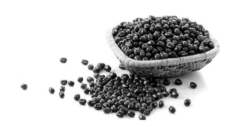

● 如何判定毒性

NO.1 含不含有毒成分

有些药物本身带有毒性，如砒石、马钱子等含有毒成分。

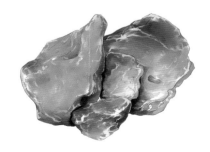

NO.2 用量是否适当

对于某些药物来说，未超过人体对该药物的最大承受量即为无毒，超过则为有毒。有毒药物的治疗剂量与中毒剂量比较接近或相当，因而治疗用药时安全度小，易引起中毒反应；无毒药物安全度较大，但并非绝对不会引起中毒反应，如人参、知母等皆有产生中毒反应的报道，这与剂量过大或服用时间过长等有密切关系。

● 影响药材有毒无毒的因素

　　药物的毒性与品种、入药的部位、产地、采集时间、贮存、加工炮制、配伍、剂型、给药途径、用量、使用时间的长短、在皮肤黏膜施用面积大小以及病人的体质、年龄、性别、种属、证候性质等都有密切关系，因此，使用药物时，应从上述环节进行控制，避免发生中毒。

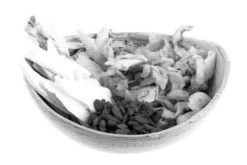

● 引起中药中毒的主要原因

NO.1 品种混乱

　　有些人不辨真伪，误将混淆品种作正品使用，引发中毒。如有的地区将有毒的香加皮作五加皮入药，导致中毒。

NO.2 用量过大

　　有些人误认为中药均无毒或毒性甚小，不必严格控制剂量，在求愈心切的心理支配下，盲目加大用量，导致中毒。如有人过量服用人参或大面积涂敷斑蝥而致中毒死亡。

NO.3 炮制失度

　　有些有毒药生用毒大，炮制后毒减，若炮制失度，毒性不减，即可引发中毒。如有人服用含有炮制失度的草乌制剂而致中毒。

NO.4 误服毒药

　　有些人迷信传说和错载的文献，误服有毒中药，致使中毒。如有人误信马钱子能避孕，取七粒捣碎服，遂致中毒死亡。

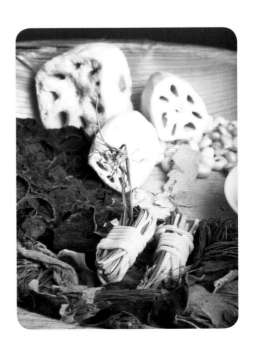

NO.5 剂型失宜

有些药物在服用时对剂型有一定要求，违则中毒。如砒石不能作酒剂，违则毙命。

NO.6 疗程过长

有些人误认为中药均无毒或毒性甚小，长期使用有毒的中药或含有有毒成分的中成药，导致不良反应。

NO.7 辨证不准

临床因辨证失准，寒热错投，攻补倒置，导致不良反应的案例时有发生。如明为脾虚泄泻，反用大剂黄连，致使溏泄加重；虽为血虚，但兼便溏，仍投大剂当归，致使溏泄不已。

NO.8 管理不善

有些单位对剧毒药管理不善，造成药物混杂，或错发毒药，遂致中毒。如有人在调剂时，误将砒石当花蕊石。

NO.9 配伍不当

中成药组方不合理、中药汤剂配伍不合理、中西药联用不合理等，也会导致不良反应。

NO.10 个体差异

由于个体差异，所以对某些药物的耐受性相异，乃至高度敏感，也常引起不良反应。如白芍、熟地黄、牡蛎本为无毒之品，常人服之一般不会发生不良反应，但个别病人服后引起过敏，临床时有报道。

● 服用有毒药物的注意事项

☆用量要适当，采用小量渐增法投药，要忌初用即给足量，以免中毒。

☆采制要严格，在保证药效的前提下，严格把住采制的各个环节，杜绝伪品。

☆用药要合理，杜绝乱用滥投，孕妇、老幼及体弱者忌用或慎用毒烈之品。

☆识别过敏者，及早予以防治。

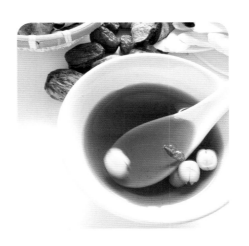

七情配伍——中药的巧用与妙用

应用中药时，由于药物与药物之间出现相互作用的关系，所以有些药物因协同作用而增进疗效，但是也有些药物可能互相对抗而抵销、削弱原有的功效，有些药物因为相互配用而减轻或消除了毒性或副作用，但是也有些药物反而因为相互作用而使作用减弱或发生不利人体的作用，等等。对于这些情况，古人曾将其总结归纳为七种情况，叫作药性"七情"，内容如下：

1.**单行**：就是单用一味药来治疗疾病。例如：用一味马齿苋治疗痢疾；独参汤单用一味人参大补元气，治疗虚脱；等等。

2.**相须**：就是功用相类似的药物，配合应用后可以起到协同作用，加强药物的疗效。如：石膏、知母都能清热泻火，配合应用作用更强；大黄、芒硝都能泻下通便，配合应用后作用更为明显；等等。

3.**相使**：就是用一种药物作为主药，配合其他药物来提高主药的功效。如：脾虚水肿，用黄芪配合茯苓，有加强益气、健脾利水的作用；胃火牙痛，用石膏清胃火，再配合牛膝引火下行，促使胃火牙痛更快地消除；等等。

4.**相畏**：就是一种药物的毒性或其他有害作用能被另一种药物抑制或消除。如：生半夏有毒性，可以用生姜来消除它的毒性。

5.**相杀**：就是一种药物能消除另一种药物的毒性反应。如防风能解砒霜毒，绿豆能减轻巴豆毒性，等等。

6.**相恶**：就是两种药配合应用以后，一种药物可以减弱另一种药物的药效。如人参能大补元气，配合莱菔子同用，就会损失或减弱补气，等等。

7.**相反**：就是两种药物配合应用后，可能产生剧烈的副作用。

以上药性"七情"，除了单行以外，都是说明药物配伍需要加以注意的。相须、相使，是临床用药尽可能加以考虑的，以便使药物更好地发挥疗效，一般用药"当用相须、相使者良"。相畏、相杀，是临床使用毒性药物或具有副作用药物时要加以注意的，"若有毒宜制，可用相畏、相杀者"。相恶、相反，是临床用药必须注意禁忌的配伍情况，所以"勿用相恶、相反者"。

从应用单味药，到用多种药物配伍，这是医药史上的发展，可以对表里同病、寒热夹杂、虚中带实等病情复杂的病症给予全面照顾，对毒性药物可以使毒性消除或减弱，从而保证用药的安全。

君臣佐使，中药组合可以千变万化

方剂的组成不是单纯药物的堆积，而是有一定的原则和规律。古人用"君、臣、佐、使"四个部分加以概括，用以说明药物配伍的主从关系。一个疗效确实的方剂，必须是针对性强、组方严谨、方义明确、重点突出、少而精悍。现将君、臣、佐、使的含义分述如下：

是针对病因或主证起主要治疗作用的药物，一般效力较强，药量较大。

是指方中能够协助和加强主药作用的药物。

是指方中另一种性质的辅药。它又分：

○**佐助药** 协助君、臣药加强疗效，或直接治疗兼证。

○**佐制药** 对主药起抑制的作用，减轻或消除主药副作用。

○**反佐药** 与君药性味相反而又能在治疗中起相成作用。

是指方剂中具有调和诸药作用，或引方中诸药直达病所的药物的统称。分为引经药、调和药两种，且配伍意义不同。

○**引经药** 能引方中诸药至病所的药物。

○**调和药** 具有调和方中诸药作用的药物。

一个方剂中药物的君、臣、佐、使，主要是以药物在方中所起作用的主次地位为依据。除君药外，臣、佐、使药都具两种或两种以上的意义。在遣药组方时并没有固定的模式，既不是每一种药方里都必须具备君、臣、佐、使药，也不是每味药只任一职。每一方剂的具体药味多少，以及君、臣、佐、使是否齐备，全视具体病情及治疗要求的不同，以及所选药物的功能来决定。但是，任何方剂组成中，君药不可缺少。一般来说，君药的药味较少，而且不论何药，在作为君药时，其用量比作为臣、佐、使药应用时要大。这是一般情况下对组方基本结构的要求。至于有些药味繁多的大方剂，或多个基础方剂组合而成的复方，分析时只需按其组成方药的功用归类，分清主次即可。

中医用药，关键在量

中药的用量，直接影响它的疗效。如果应该用大剂量来治疗的，反而用小量药物，可能因药量太小，效力不够，不能及时治愈，以致贻误病情；如果应该用小剂量来治疗的，反而用大量药物，可能因用药过量，以致克伐人体的正气，会给疾病的治疗带来不利的后果。此外，一张通过配伍组成的处方，如果将其中某些药物的用量变更，它的功效和适应范围也就随之有所不同。

一般说来，在使用药物、确定剂量的时候，应该从下列三个方面来考虑。

● 药物的性质与剂量的关系

在使用剧毒药物的时候，用量宜小，并从少量开始，视病情变化，再考虑逐渐增加；一旦病势控制，应减少或立即停服，以防中毒或产生副作用。在使用一般药物的时候，对质地较轻或容易煎出的药物，如花、叶之类，用量不宜过大；质重或不易煎出的药物，如矿物、贝壳之类，用量应较大；新鲜的药物因含有水分，用量可较大些，干燥的应较少些。

● 剂型、配伍与剂量的关系

在一般情况下，同样的药物，入汤剂比丸、散剂用量要大一些；在复方应用时比单味药用量要小一些。

● 年龄、体质、病情与剂量的关系

成人和体质较壮实的患者，用量可适当大些；儿童及体弱患者，剂量宜酌减。又病情轻者，不宜用重剂；病情较重者，剂量可适当增加。

现今，临床上对于中药的用量一般为10～30克，在药味较少、药性没有毒副作用的情况下还可以适当地增加些。目前，发现了许多药物的新疗效，因此在实际应用中往往打破旧的习惯条框。由于处方用药的药味已经很多，尤其有些药物具有副作用，用量就应该适当小些。还有一些药物，如羚羊角、麝香、牛黄、猴枣等，固然有良好疗效，但价格比较昂贵，更需要注意把握用量，以免增加病人负担及造成浪费。

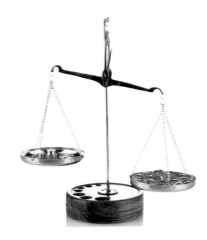

中药煎服中的学问

● 煎药五大要点

煎药法已有两千多年的历史，汤剂是中医临床上应用最早、最广泛的剂型。煎药的目的，是把药物里的有效成分，经过物理、化学作用（如溶解、扩散、渗透等），转入到汤液里去。

NO.1 煎药时间

主要根据药物和疾病的性质，以及药物的情况而定。一般第一煎以沸腾开始计算需要20~30分钟，第二煎30~40分钟。

NO.2 煎前浸泡

药物在煎煮前一定要浸泡，因为植物类的中药多是干燥品，通过加水浸泡使药材变软，恢复其天然状态，煎药时有效成分易于析出。

NO.3 煎药温度

温度是煎药析出中草药有效成分的重要因素。中医将煎药温度称为"火候"，即"文火"或"武火"。先"武火"沸腾，后"文火"煎出有效成分。

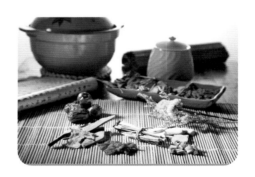

NO.4 煎药器具

中药汤剂的质量与选用的煎药器具有密切的关系。现在仍是以砂锅为宜，搪瓷锅、不锈钢锅和玻璃煎器次之。但是不能使用铁锅、铜锅，主要是因为这些锅所含的金属铜、铁在加热时会析出进而影响药效。

NO.5 煎药用水

现在多是用自来水、井水、泉水来熬药，水质洁净即可。一般加水量控制在5~10倍。按照传统的加水方法，将药物放入锅内，煎煮第一次的加水量以水超过药物表面3或5厘米，第二次加水量则以超过药物表面3厘米为准。

● 服药三大常识

根据病情选择好需要的药物，煎好之后，服药也需要合理，古代医家对此很讲究。

NO.1 服药时间

清晨空腹服：因胃中没有食物，所服药物可避免与食物混合，因此可以迅速到达肠中，充分发挥药效。峻下逐水药晨起空腹时服药，不仅有利于药物迅速入肠发挥作用，且可避免晚间频频起床而影响睡眠。

饭前服：驱虫药、攻下药物及其他治疗胃肠道疾病的药物宜饭前服用。因饭前服用，有利于药物的消化吸收。

饭后服：对胃肠道有刺激性的药物宜饭后服用，如消食药宜饭后服用。服药与进食应间隔1小时左右，以免影响药物与食物的消化吸收及药效的发挥。

特定的时间服：为了让药物发挥作用，需在特定的时间服用。如安神药在晚间服用，截疟药应在疟疾发作前两小时服用，急性病则不拘时服。

NO.2 服药量

一般疾病服用汤剂，多为每日剂，每剂分服或三服。病情急重者，可每隔4小时左右服药1次，昼夜不停，使药力持续，利于顿挫病势。应用发汗药、泻下药时，因药力较强，服药应适可而止。呕吐病人服药宜小量频服，药量小则对胃的刺激性小，不致药入即吐，多次频服方可保证一定的服药量。

NO.3 服药冷热

服药的冷热，多指汤剂。一般应根据病情和药物性质来确定，多宜温服。若治寒证用热药，更宜热服。至于治热病所用寒药，如热在胃肠，患者欲冷饮者可凉服，如热在其他脏腑，患者不欲冷饮者，寒药仍以温服为宜。另外，在使用时，也有热药凉服，或凉药热服者。丸、散等固体药剂，一般用温开水送服。

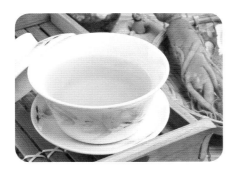

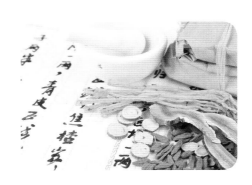

中药使用禁忌必须牢记在心

● "十八反"与"十九畏"

有些药品配伍使药物的治疗作用减弱，导致治疗失败；有些药品配伍使副作用或毒性增强，引起严重不良反应；还有些药品配伍使治疗作用过度增强，超出了机体所能耐受的能力，也可引起不良反应，乃至危害病人等。前人有"十八反"与"十九畏"的记述，所谓反者即指前文药物"七情"中的"相反"，所谓畏者即指"相恶"。

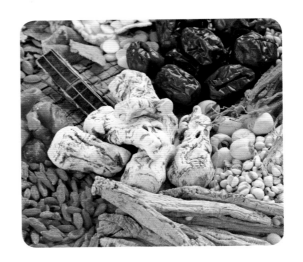

十八反

甘草反甘遂、大戟、芫花、海藻。

乌头反贝母、瓜蒌、半夏、白蔹、白及。

藜芦反人参、沙参、丹参、玄参、细辛、芍药。

十九畏

硫黄畏朴硝，水银畏砒霜，狼毒畏密陀僧。

巴豆畏牵牛，丁香畏郁金，川乌、草乌畏犀角。

牙硝畏三棱，官桂畏石脂，人参畏五灵脂。

● 孕期用药禁忌

妊娠期间服用某些药物，可引起胎动不安，甚至造成流产。根据药物对胎儿影响程度大小，分禁用药与慎用药两类。

1.禁用药：大多是毒性较强或药性猛烈的药物。如剧烈泻下药巴豆、芦荟、番泻叶，逐水药芫花、甘遂、大戟、商陆、牵牛子，催吐药瓜蒂、藜芦，麻醉药闹羊花，破血通经药牛膝、三棱、莪术、阿魏、水蛭、虻虫，通窍药麝香、蟾酥、穿山甲，其他剧毒药如水银、砒霜、生附子、轻粉等。

2.慎用药：大多是烈性或有小毒的药物。如泻下药大黄、芒硝，活血祛瘀药桃仁、红花、乳香、没药、王不留行、益母草、五灵脂等，通淋利水药冬葵子、薏苡仁，重镇降逆药磁石，其他如半夏、南星、牛黄、贯众等。

凡禁用药都不能使用，慎用药则应根据孕妇病情酌情使用。可用可不用者，都应尽量避免使用，以免发生事故。

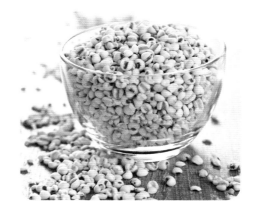

● 服药饮食禁忌

俗话说："吃药不忌口，坏了大夫手。"无论服用西药还是中药，我们都要注意忌口的常识，否则轻则减轻药效，重则威胁生命。中药忌口是大家都很关心的一个问题，那么在吃中药的时候都该如何忌口呢？

NO.1 忌浓茶

一般服用中药时不要喝浓茶，因为茶叶里含有鞣酸，浓茶里含的鞣酸更多，与中药同服时会影响人体对中药有效成分的吸收，降低疗效。尤其在服用阿胶、银耳时，与茶水同服会使茶叶中的鞣酸、生物碱等产生沉淀，影响人体吸收。如平时有喝茶习惯，可以喝少量绿茶，而且最好在服药2～3小时后再喝。

NO.2 忌油腻

油腻食物性多黏腻，助湿生痰，滑肠滞气，不易消化和吸收，而且油腻食物与药物混合更能阻碍胃肠对药物有效成分的吸收，降低疗效。服用中药期间，如进食荤腻食物，势必影响中药的吸收，故痰湿较重、脾胃虚弱、消化不良及患有高血压、冠心病、高脂血症以及肥胖症等患者更须忌食油腻之物。

NO.3 忌萝卜

服用中药时不宜吃生萝卜（服理气化痰药除外），因萝卜有消食、破气等功效，特别是服用人参、黄芪等滋补类中药时，吃萝卜会削弱人参等的补益作用，降低药效而达不到治疗目的。

NO.4 忌生冷

生冷食物性多寒凉，难以消化，易刺激胃肠道，影响胃肠对药物的吸收。尤其在治疗寒证服用如温经通络、祛寒逐湿或健脾暖胃药时，不可不忌生冷食物。

NO.5 忌辛辣

热性辛辣食物性多温热，耗气动火。如服用清热败毒、养阴增液、凉血滋阴等中药或痈疡疮毒等热性病治疗期间，须忌食如葱、蒜、胡椒、羊肉、狗肉等辛辣热性之品。如若食之，则会抵消中药效果，有的还会促发炎症，伤阴动血（出血）。

NO.6 忌腥膻

一般中药均有芳香气味，特别是芳香化湿、芳香理气药，含有大量的挥发油，它们与腥膻气味最不相容，如鱼、虾的海鲜腥气，牛羊膻味。若服用中药时不避腥膻，往往影响药效。对那些过敏性哮喘、过敏性鼻炎、疮疖、湿疹、荨麻疹等过敏性皮炎患者，在服用中药期间必须忌食腥膻之物，还应少吃羊、猪头肉、蟹、鹅肉等腥膻辛辣刺激之发物。因为这类食物中含有异体蛋白，部分患者特别敏感便容易产生过敏，从而加重病情。

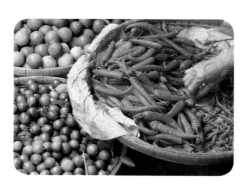

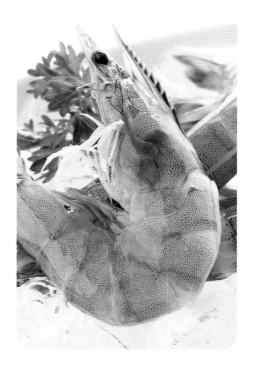

第二章

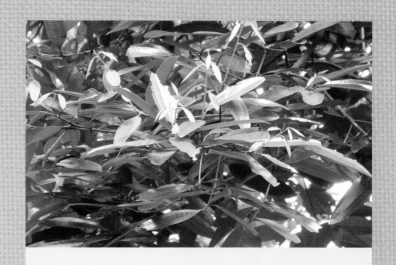

解表药

　　凡能疏肌解表、促使发汗，用以
发散表邪、解除表证的药物，称为解表
药。解表药多属辛散之品，辛能发散，
可使外邪从汗而解，故适用于邪在肌表
的病症。

　　解表药虽能通过发汗解除表证，
但出汗过多易耗散阳气，损伤津液。因
此，凡自汗、盗汗、热病伤津以及阴虚
发热等症都应慎用。根据解表药的性
能，可以分为发散风寒、发散风热两类。

发散风寒药

麻黄
发汗解表第一药

【**药用部分**】麻黄的草质茎。

【**性味归经**】性温，味辛、苦；归肺、膀胱经。

【**具体功效**】发汗解表、宣肺平喘、利水消肿。

【**主治范围**】风寒表实证、喘咳、水肿等。

【**用法用量**】煎汤内服，2～10克。

【**使用禁忌**】体虚自汗、盗汗、虚喘者禁服。

【实用本草妙方】

面肿尿少： 麻黄、甘草各6克，加水100毫升煮沸，小火煎到30～40毫升，分3次服。

风痹冷痛： 麻黄10克，桂心6克，打成粉末，用15毫升酒熬成稀糊，每次1勺，热黄酒调服。

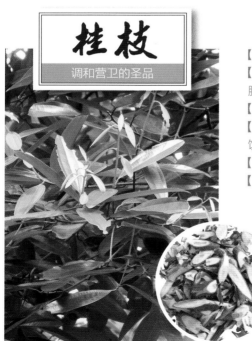

桂枝
调和营卫的圣品

【**药用部分**】肉桂的干燥嫩枝。

【**性味归经**】性温，味辛、甘；归肺、心、膀胱经。

【**具体功效**】发汗解表、散寒止痛、通阳化气。

【**主治范围**】风寒感冒、寒凝血滞型痛证、痰饮、蓄水证、心悸等。

【**用法用量**】煎汤内服，3～10克。

【**使用禁忌**】凡外感热病、阴虚火旺者均忌用。

【实用本草妙方】

心腹胀痛，气短欲绝： 桂枝9克，水100毫升煎服。

风寒有汗： 桂枝（去皮）、芍药各10克，甘草（炙）、生姜各6克，红枣5枚（擘），水煎，分2次服。

【药用部分】荆芥的全草。

【性味归经】性微温，味辛；归肺、肝经。

【具体功效】解表散风、透疹、消疮。

【主治范围】感冒、头痛、麻疹、风疹、疮疡初起等。

【用法用量】煎汤内服，9～15克。外用：鲜品捣烂敷贴。

【使用禁忌】忌与驴肉同用，反河豚、蟹。

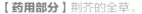

【实用本草妙方】

头项强痛：用荆芥穗做枕头。

风热头痛：荆芥、石膏研末混匀，每次3克，用茶水送服。

中风口噤：荆芥穗适量，碾为末，酒送服6克，立愈。实名荆芥散。

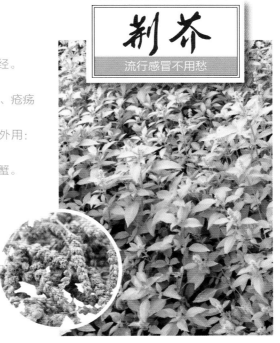

荆芥
流行感冒不用愁

防风
抵御风邪的卫士

【药用部分】防风的根。

【性味归经】性微温，味辛、甘；归膀胱、肺、脾、肝经。

【具体功效】祛风解表、渗湿止痛、止痉。

【主治范围】外感表证、风疹瘙痒、风湿痹痛、破伤风、脾虚湿盛等。

【用法用量】煎汤内服，5～10克。外用：熏洗。

【使用禁忌】阴血亏虚、热病动风者不宜使用。

【实用本草妙方】

自汗不止：防风研末，每次5克，用浮小麦煎汤送服。

夜晚盗汗：防风10克、川芎6克、人参3克，共研细末，每次3克，临睡前服。

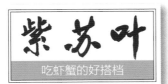

紫苏叶

吃虾蟹的好搭档

李时珍说："紫苏，近世要药也。其味辛，入气分；其色紫，入血分。故同橘皮、砂仁，则行气安胎；同藿香、乌药，则温中止痛；同香附、麻黄，则发汗解肌；同芎、当归则和血散血……"

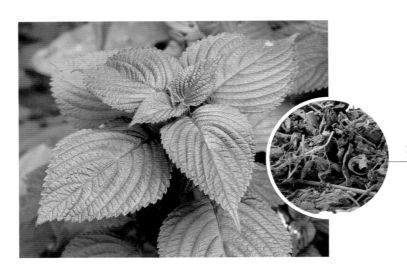

【药用部分】
紫苏的叶。

【性味归经】性微温，味辛；无毒；归脾、肺经。

【具体功效】解表散寒、温中止呕、温肺止咳、解毒。

【主治范围】脾胃气滞、胸闷、妊娠呕吐、解鱼虾蟹毒等。

【用法用量】煎汤内服，3～10克；若治鱼蟹中毒，单用30～60克。外用：捣烂敷贴、研末擦或煎汤洗。

【使用禁忌】气虚、阴虚及温病患者慎服。热病高热、阴虚火旺、血热妄行者禁服。

【实用本草妙方】

外感风寒头痛	急性胃肠炎	食蟹中毒
紫苏叶10克、桂皮6克、葱白5根，水煎服。	紫苏叶、藿香各10克，陈皮6克，生姜3片，水煎服。	紫苏叶30克、生姜3片，煎汤频饮。
阴囊湿疹	**跌仆损伤**	**咳逆短气**
紫苏茎叶适量，水煎泡洗患处。	紫苏捣烂敷患处，疮口自合。	紫苏茎叶6克，人参3克，水煎服。

紫苏子

【性味归经】性温，味辛；归肺、大肠经。

【具体功效】降气、消痰、平喘、润肠。

【主治范围】痰壅气逆、咳嗽气喘、肠燥便秘等。

紫苏梗

【性味归经】性温，味辛；归肺、大肠经。

【具体功效】宽中理气。

【主治范围】伤寒、胸中痞满、心腹气滞、不思饮食等。

【 养生药膳房 】

党参紫苏茶

所需材料

党参·············5克
陈皮·············3克
紫苏叶·········8克

制作方法

砂锅中注入适量清水烧开，放入备好的紫苏叶、陈皮、党参，搅拌均匀，盖上盖，用小火煮约15分钟至其析出有效成分，揭开盖，捞出煮好的材料，熄火后盛出煮好的药茶即可。

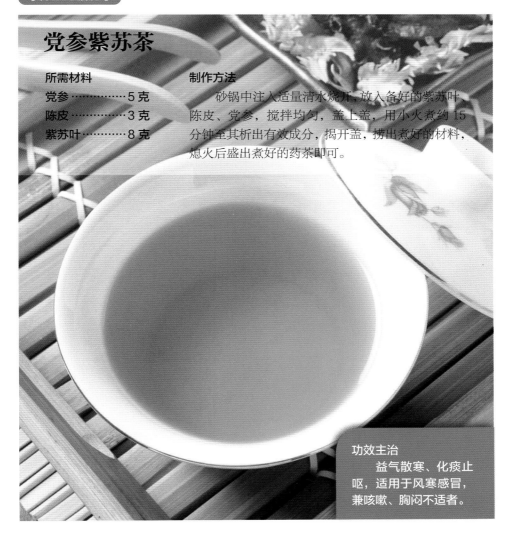

功效主治

益气散寒、化痰止呕，适用于风寒感冒，兼咳嗽、胸闷不适者。

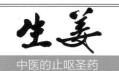

李时珍说："姜，辛而不荤，去邪辟恶，生啖熟食，醋、酱、糟、盐、蜜煎调和，无不宜之。可蔬可和，可果可药，其利博矣。凡早行山行，宜含一块，不犯雾露清湿之气及山岚不正之邪。"

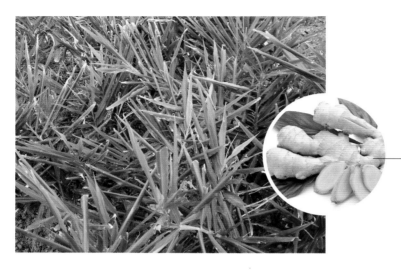

【药用部分】
姜的新鲜根茎。

【性味归经】性微温，味辛；归肺、脾、胃经。

【具体功效】解表散寒、温中止呕、温肺止咳、解毒。

【主治范围】风寒感冒、脾胃寒证、胃寒呕吐、肺寒咳嗽、鱼蟹中毒等。

【用法用量】煎汤内服，5～15克；捣汁冲服。外用：捣烂擦患处或绞汁擦拭。

【使用禁忌】生姜助火伤阴，故热盛及阴虚内热者忌服。

【实用本草妙方】

风寒感冒	咳嗽不止	小儿咳嗽
取生姜5片、紫苏叶3克，水煎服。	取生姜15克、糖稀（亦称"饴糖"）40毫升，微火煎熟，食尽即愈。	取生姜40克，煎汤洗浴。
胸胁满痛	**满口烂疮**	**呕吐不止**
取生姜500克，捣渣留汁，把渣炒热，包布中熨痛处。渣冷则加汁再次炒热继续熨。	用生姜捣汁频频漱口，或用生姜研末搽疮。	取生姜3克、醋浆（酿醋用的流质酵母）50毫升，于银器中煎取30毫升，连渣一起喝掉。

姜皮

【性味归经】性凉，味辛；归脾、肺经。
【具体功效】利水消肿。
【主治范围】水肿胀满、小便不利等。

姜叶

【性味归经】性温，味辛；归肺经。
【具体功效】活血散结。
【主治范围】损伤瘀血、吃鱼导致的结石等。

【养生药膳房】

姜汁豆浆

所需材料
生姜片··········25 克
水发黄豆········60 克
白糖·············少许

制作方法
　　将已浸泡 8 小时的黄豆搓洗干净，倒入豆浆机中，放入姜片、白糖，注入适量清水，盖上豆浆机机头，开始打浆，待豆浆机运转约 15 分钟，即成豆浆，把煮好的豆浆倒入滤网，滤取豆浆即可。

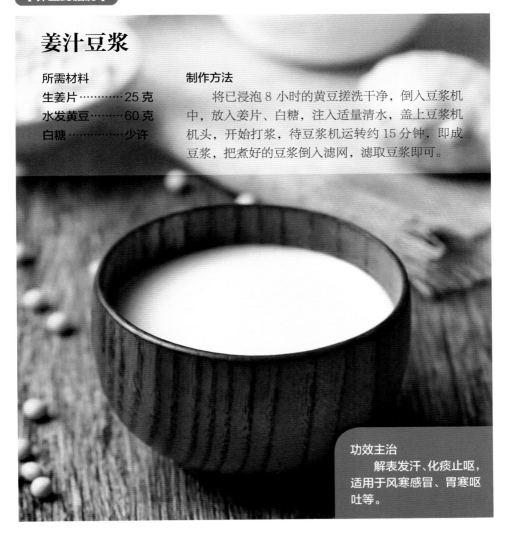

功效主治
　　解表发汗、化痰止呕，适用于风寒感冒、胃寒呕吐等。

葱

厨房里的感冒药

李时珍说："葱，所治之症，多属太阴、阳明，皆取其发散通气之功。通气故能解毒及理血病。气者，血之帅也，气通则血活矣。金疮磕损，折伤血出，疼痛不止者，用葱白、砂糖等分研封之，云痛立止，更无痕瘢也。"

【**性味归经**】性温，味辛；归肺、胃经。
【**具体功效**】发汗解表、散寒通阳。

【**药用部分**】
葱的全草。

【**主治范围**】外感风寒、阴寒内盛、格阳于外、脉微、厥逆、腹泻，外敷治疗疮痈疔毒等。
【**用法用量**】煎汤内服，9～15克，或酒煎；煮粥食，每次可用鲜品15～30克。外用：捣烂敷贴、炒熨、煎水洗、蜂蜜或醋调敷。
【**使用禁忌**】表虚多汗者忌服。

【实用本草妙方】

风寒感冒初起	伤寒头痛	风湿身痛
用葱白一把，淡豆豉75克，泡汤服，发汗。	连须葱白150克，生姜60克，水煎温服。	生葱捣烂，入香油数点，水煎，调川芎、郁金末3克送服，取吐。

【养生药膳房】

葱姜红糖茶

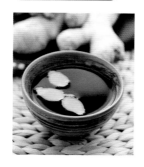

☆**所需材料**☆ 生姜10克、葱白适量、红糖20克
☆**制作方法**☆ 将洗净的葱白切成长段；生姜先切片，然后再切成细丝。将葱白段、生姜丝一起放入锅中，加入适量清水，煮沸，然后加入红糖，搅拌均匀，趁热一次服下，盖被微取汗。

功效主治
发散风寒、解毒通阳，适用于风寒感冒、咳嗽等。

白芷

止痛祛湿的能手

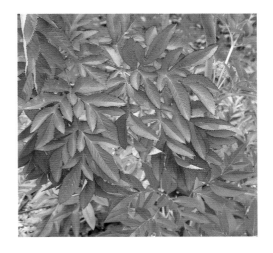

李时珍说："白芷，色白味辛，行手阳明；性温气厚，行足阳明；芳香上达，入手太阴肺经。如头、目、眉、齿诸病，三经之风热也；如漏、带、痈疽诸病，三经之湿热也；风热者辛以散之，湿热者温以除之。"

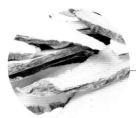

【药用部分】
白芷的干燥根。

【性味归经】 性温，味辛；归肺、脾、胃经。
【具体功效】 解表散寒、祛风止痛、通鼻窍、燥湿止带、消肿排脓、祛风止痒。
【主治范围】 风寒感冒、头痛、牙痛、风湿痹痛、鼻渊、带下证、疮痈肿毒等。
【用法用量】 煎汤内服，3~10克。外用：适量。
【使用禁忌】 阴虚血热者忌服。

【实用本草妙方】

风寒流涕	眉棱骨痛	小便出血
白芷30克，荆芥穗3克，研为末，茶水送服6克。	白芷、片芩（酒炒）等份，研为末，每次6克，茶水送服。	白芷、当归等份，研为末，每次6克，米汤送服。

【养生药膳房】

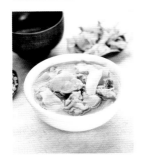

玉竹白芷润肺汤

☆所需材料☆ 鸡腿700克，薏苡仁100克，白芷、玉竹各10克，葱段、姜片各少许，盐、鸡粉各2克，料酒10毫升

☆制作方法☆ 鸡腿加料酒余水，砂锅注水，倒入玉竹、白芷、薏苡仁、鸡腿、姜片、葱段、料酒，煮熟软，加入盐、鸡粉调味即可。

功效主治
通窍止痛、润肺止咳，适用于头痛、偏头痛、咳嗽等。

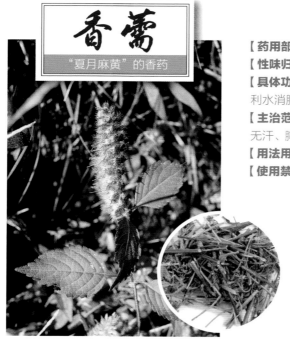

香薷

"夏月麻黄"的香药

【**药用部分**】香薷带根全草或地上部分。

【**性味归经**】性微温，味辛；归膀胱、肺、胃经。

【**具体功效**】发汗解暑、行水散湿、温胃调中、利水消肿。

【**主治范围**】夏月感寒饮冷、头痛发热、恶寒无汗、胸痞腹痛、呕吐腹泻、水肿、脚气等。

【**用法用量**】煎汤内服，5～10克。

【**使用禁忌**】表虚者忌服。

【 实用本草妙方 】

一切伤暑： 用香薷300克，厚朴（姜汁炙）、白扁豆（微炒）各150克，锉为散。每次15克，水2杯，酒半杯，煎至1杯，连用2服，立效。

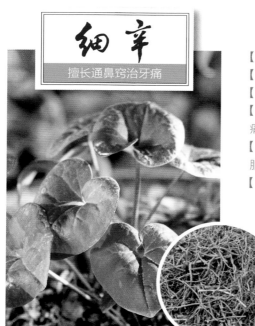

细辛

擅长通鼻窍治牙痛

【**药用部分**】华细辛的带根全草。

【**性味归经**】性温，味辛；归心、肺、肾经。

【**具体功效**】解表散寒、通窍、温肺化饮。

【**主治范围**】风寒感冒、头痛、牙痛、风湿痹痛、鼻渊、肺寒咳嗽等。

【**用法用量**】煎汤内服，1～3克；散剂每次服0.5～1克。外用：适量。

【**使用禁忌**】阴虚阳亢、肺燥伤阴者忌用。

【 实用本草妙方 】

虚寒呕吐： 细辛（去叶）15克、丁香7.5克，共研为末，每服3克，柿蒂汤下。

小儿口疮： 细辛末适量，醋调，贴脐上。

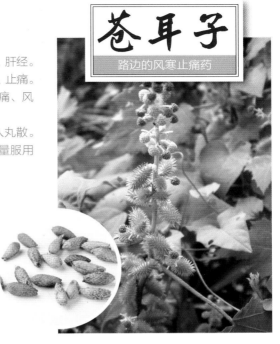

【**药用部分**】苍耳带总苞的果实。

【**性味归经**】性温，味苦、甘、辛；归肺、肝经。

【**具体功效**】发散风寒、通鼻窍、祛风湿、止痛。

【**主治范围**】风寒感冒、鼻渊、风湿痹痛、风疹瘙痒等。

【**用法用量**】煎汤内服，3～9克；或入丸散。

【**使用禁忌**】血虚头痛者不宜服用。过量服用易致中毒。

【**实用本草妙方**】

慢性鼻炎： 苍耳子末160克、辛夷16克、温麻油500毫升，浸泡24小时，煮沸至80毫升，冷后过滤装瓶，每日滴鼻3次。

风湿疼痛： 苍耳子、血竭、乳香、没药、醋、白矾等份，研末，敷患处。

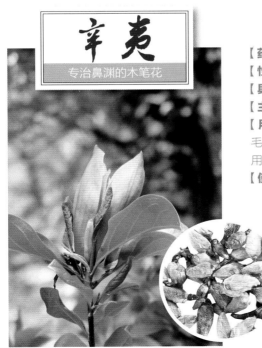

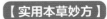

【**药用部分**】木笔花（紫玉兰）的干燥花蕾。

【**性味归经**】性温，味辛；归肺、胃经。

【**具体功效**】发散风寒、通鼻窍。

【**主治范围**】风寒感冒、鼻塞、鼻渊。

【**用法用量**】煎汤内服，3～10克；辛夷有毛，易刺激咽喉，入汤剂宜用纱布包煎。外用：适量。

【**使用禁忌**】鼻病属于阴虚火旺者忌服。

【**实用本草妙方**】

过敏性鼻炎： 辛夷3克，偏风寒加藿香10克，偏风热加槐花20克，泡茶饮用。

鼻塞头痛： 辛夷9克，鸡蛋3个，清水500毫升，煎煮至200毫升，饮汤吃蛋。

发散风热药

薄荷
清新口气的香草

李时珍说："薄荷，辛能发散，凉能清利，专于消风散热。性凉而清，通利六阳之会首，祛除诸热之风邪。取其性锐而轻清，善行头面，用治失音，疗口齿，清咽喉。"

【性味归经】性凉，味辛；归肺、肝经。
【具体功效】疏散风热、清利头目、利咽透疹、疏肝行气。

【药用部分】
薄荷的全草或叶。

【主治范围】外感风热、头痛、咽喉肿痛、食滞气胀、口疮、牙痛、疮疥、温病初起等。
【用法用量】煎汤内服，5～10克；宜后下。
【使用禁忌】体虚多汗者不宜使用。

【实用本草妙方】

疏风散热	风气瘙痒	鼻血不止
薄荷适量，打粉，温水送服，频饮。	薄荷、蝉蜕各等份，共研末，每次5克，温酒调服。	薄荷汁滴鼻，或用干薄荷煮水，棉球蘸汁塞鼻。

【养生药膳房】

黄瓜薄荷水

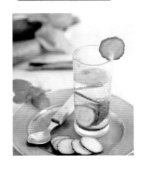

☆所需材料☆ 黄瓜1根、薄荷5克、冰块适量
☆制作方法☆ 将黄瓜洗净，切成薄片，取干净玻璃杯，加入黄瓜片和薄荷叶，加适量冰块，倒入矿泉水，静置片刻，待味道浓郁即可。

功效主治
醒神开窍、疏风散热，适用于风热感冒、痘疹初起等。

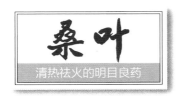

桑叶
清热祛火的明目良药

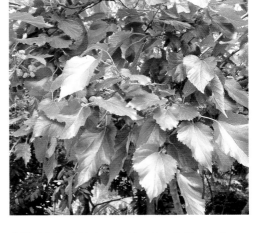

李时珍说："桑叶乃手、足阳明之药，治劳热咳嗽，明目长发，止消渴。"

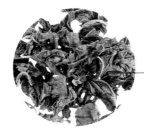

【药用部分】
桑树的干燥老叶。

【性味归经】性寒，味苦、甘；归肺、肝经。

【具体功效】疏散风热、清肺润燥、平肝明目、凉血止血。

【主治范围】风热感冒，温病初起，肺热咯嗽，肝阳上亢眩晕，目赤昏花，血热妄行之咯血、吐血等。

【用法用量】煎汤内服，5～15克；或入丸散。外用：煎水洗眼。

【使用禁忌】感冒恶寒发热无汗者慎用。

【实用本草妙方】

风眼下泪	咽喉红肿	小儿干渴
腊月未落的桑叶，煎汤日日温洗。	桑叶9～15克，煎服。	桑叶适量，用生蜂蜜敷过，阴干，细切，用水煎汁服。

【养生药膳房】

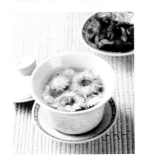

桑叶菊花饮

☆所需材料☆ 桑叶3克、菊花7克、冰糖15克

☆制作方法☆ 砂锅中注入适量清水烧开，倒入备好的桑叶、冰糖，用小火煮约15分钟，捞出桑叶，用中火保温；取一个茶杯，倒入备好的菊花，盛入砂锅中的药汁，至八九分，泡5分钟，趁热饮用即可。

功效主治
疏风清热、平肝明目，适用于风热头痛、目赤肿痛等。

菊花
夏季消署清凉茶

李时珍说："风热，目疼欲脱，泪出，养目去盲，作枕明目。"

【性味归经】 性微寒，味苦、甘；归肺、肝经。
【具体功效】 散风清热、平肝明目、清热解毒。

【药用部分】
菊的头状花序。

【主治范围】 风热感冒、头痛眩晕、目赤肿痛、眼目昏花、疮痈肿痛等。
【用法用量】 水煎服，5～15 克。
【使用禁忌】 气虚胃寒、食少泄泻者慎用。

【实用本草妙方】

风热头痛	高血压	牙痛上火
菊花、川芎、石膏各 10 克，共研末，每次 3 克，温水送服。	菊花 10 克，决明子 15 克，粳米 50 克，煮粥服用。	金银花 30 克，菊花 30 克，加水煎 5 分钟或用沸水冲饮。

【养生药膳房】

决明菊花茶

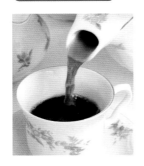

☆所需材料☆ 决明子 30 克，蜂蜜、菊花各 25 克
☆制作方法☆ 将菊花清洗干净，砂锅注水烧开，倒入备好的菊花、决明子，拌匀。加盖，大熄煮 5 分钟至析出有效成分。熄火后闷 5 分钟至入味，揭盖，盛出煮好的茶，调入蜂蜜即可。

功效主治
　　疏风散热、清肝明目，适用于目赤肿痛、高血压等。

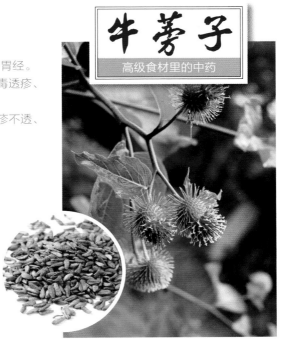

牛蒡子

高级食材里的中药

【**药用部分**】牛蒡的成熟果实。

【**性味归经**】性寒，味辛、苦；归肺、胃经。

【**具体功效**】疏散风热、宣肺利咽、解毒透疹、消肿疗疮。

【**主治范围**】风热感冒、温病初起、麻疹不透、痈肿疮毒等。

【**用法用量**】煎汤内服，6～12克。

【**使用禁忌**】气虚便溏者慎用。

【**实用本草妙方**】

头痛眼涩：牛蒡子、苍耳子、菊花各10克，水煎服。

小儿发热：牛蒡子、黄芩、柴胡各10克，葛根12克，石膏30克，皂角刺、连翘、金银花各15克，水煎服。

升麻

解毒升阳的珍品

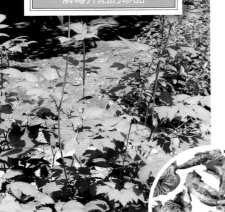

【**药用部分**】升麻的根茎。

【**性味归经**】性微寒，味辛、甘；归肺、脾、大肠、胃经。

【**具体功效**】发表透疹、清热解毒、升阳举陷。

【**主治范围**】时气疫疠、头痛寒热、喉痛、斑疹不透、中气下陷、久泻久痢、脱肛等。

【**用法用量**】煎汤内服，3～10克；入丸、散。

【**使用禁忌**】脾胃虚寒者慎用。

【**实用本草妙方**】

豌豆斑疮：蜜煎升麻，随时取用，用棉花蘸药汁洗疮。

清障明目：升麻、犀角、黄芩、朴消、栀子、大黄各100克，豆豉50克，同捣为末，蜜调为梧桐子样药丸，每次服用20丸。

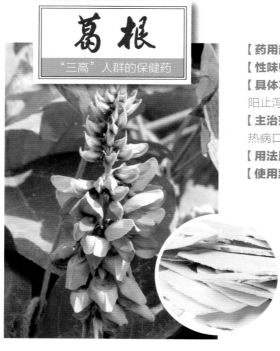

葛根

"三高"人群的保健药

【药用部分】野葛的干燥根。

【性味归经】性凉，味甘、辛；归肺、胃经。

【具体功效】解肌退热、透疹、生津止渴、升阳止泻。

【主治范围】表证发热、项背强痛、麻疹不透、热病口渴、阴虚消渴、热泻热痢、脾虚泄泻等。

【用法用量】煎服，9～15克。

【使用禁忌】虚寒者忌用，胃寒呕吐者慎用。

【实用本草妙方】

预防热病： 葛根粉、生地黄各100克，香豉20克，研末，饭后用米汤送服6克。

烦躁热渴： 葛根粉120克、水发粟米300克，拌匀，煮粥服用。

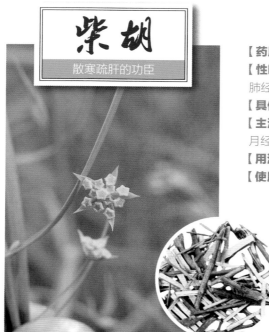

柴胡

散寒疏肝的功臣

【药用部分】狭叶柴胡的根。

【性味归经】性微寒，味辛、苦；归肝、胆、肺经。

【具体功效】和解表里、疏肝解郁、升阳举陷。

【主治范围】感冒发热、寒热往来、胸胁胀痛、月经不调、子宫脱垂、脱肛等。

【用法用量】煎服，3～10克。

【使用禁忌】肝风内动、肝阳上亢者忌用。

【实用本草妙方】

小儿发热： 柴胡20克，洗净，加入适量清水煮成汤液，去渣，放入大米煮粥食用。

口舌生疮： 柴胡、吴茱萸各5克，研末，睡前用白醋调匀外敷双脚脚心。

第三章

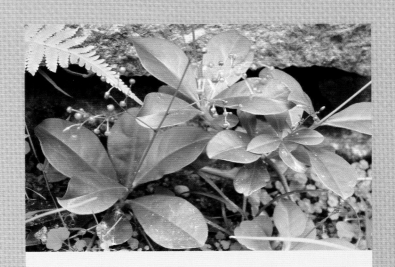

补虚健体药

　　虚证，一般说来，有气虚、血虚、阴虚、阳虚等不同类型。补虚药根据其功效及应用范围，一般也分为补气药、助阳药、养血药、滋阴药等。

　　临床上用药，主要根据虚证的不同类型而予以不同的补虚药，如气虚补气、血虚养血、阴虚滋阴、阳虚助阳。但人体气血阴阳有着相互依存的关系，故益气和助阳，养血和滋阴，往往同用。

补气药

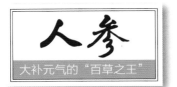

李时珍说："治男妇一切虚证，发热自汗，眩晕头痛，反胃吐食，滑泻久痢，小便频数，淋沥，劳倦内伤，中风，中暑，痿痹，吐血，嗽血，下血，血淋，血崩，胎前产后诸病。"

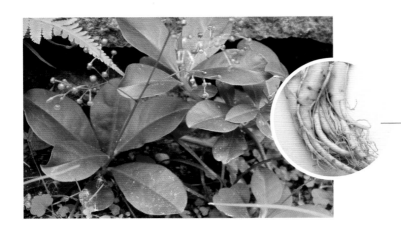

【药用部分】
人参的根。

【性味归经】性温、平，味甘、微苦；归脾、肺、心经。

【具体功效】大补元气、复脉固脱、补脾益肺、生津、安神。

【主治范围】体虚欲脱、肢冷脉微、脾虚食少、肺虚喘咳、津伤口渴、内热消渴、久病虚羸、失眠、阳痿宫冷、食少无力等。

【用法用量】煎汤内服，5～15克，大剂15～50克；亦可熬膏，或入丸、散。

【使用禁忌】实证、热证者忌服。

【实用本草妙方】

虚寒泄泻	脾胃气虚	大出血后
人参、白术、茯苓（去皮）、甘草（炙）各等份，研末，每服10克，水煎服。	人参、茯苓各3克，白术6克，炙甘草1.5克，姜3片，红枣1枚，水煎服。	人参（去芦）50克，红枣5枚，水煎服。
小儿脾风多困	齿缝出血	虚劳发热
人参、冬瓜仁各15克，胆南星30克，浆水煮过，研末。每次3克，水煎服。	人参、赤茯苓、麦冬各6克，水煎服。	人参、柴胡各9克，红枣1枚，生姜3片，水煎服。

参须

【性味归经】性平，味甘、苦；归肺、胃经。

【具体功效】益气、生津、止渴。

【主治范围】咳嗽吐血、口渴、呕逆等。

红参

【性味归经】性温，味甘、微苦；归脾、肺、心经。

【具体功效】大补元气、益气摄血。

【主治范围】体虚欲脱、肢冷脉微、气不摄血、崩漏下血等。

【 养生药膳房 】

人参滋补汤

所需材料

瘦肉……………300克

人参、桂圆肉、枸杞子、红枣、姜片、盐、鸡粉各适量

制作方法

瘦肉氽水，放入炖盅，加入洗净的药材和姜片，煮沸，加盐、鸡粉调味，加盖炖1小时即可。

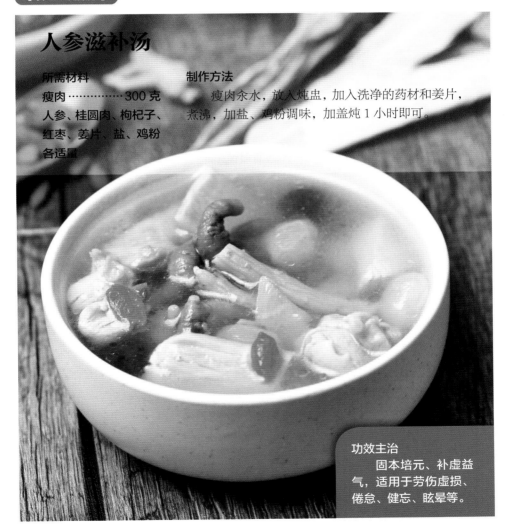

功效主治

固本培元、补虚益气，适用于劳伤虚损、倦怠、健忘、眩晕等。

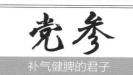

党参

补气健脾的君子

李时珍说："党参力能补脾养胃，润肺生津，健运中气，本与人参不甚相远。其尤可贵者，则健脾运而不燥，滋胃阴而不湿，润肺而不犯寒凉，养血而不偏滋腻……"

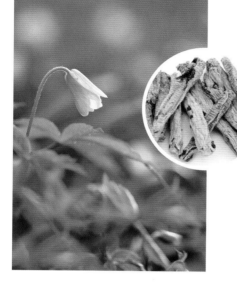

【性味归经】性平，味甘；归脾、肺经。
【具体功效】补中、益气、生津。

【药用部分】
党参的根。

【主治范围】脾胃虚弱、气血两亏、体倦无力、食少、口渴、久泻、脱肛等。
【用法用量】煎汤内服，15 ～ 25 克；或研末入丸、散。
【使用禁忌】有实邪者忌服。

【实用本草妙方】

补气开音	气虚脱肛
党参500克，沙参250克，桂圆肉150克，煎浓汁，每次1杯，空腹温开水冲服。	党参、山药各10克，炙黄芪、白术、肉豆蔻、炙甘草、茯苓各6克，升麻3克，水煎服。

【养生药膳房】

当归党参红枣鸡汤

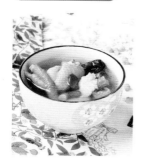

☆所需材料☆ 当归15克、党参12克、红枣6枚、枸杞子9克、土鸡块200克、盐2克
☆制作方法☆ 将红枣、党参、当归、枸杞子洗净泡发，土鸡块氽水。砂锅注水，倒入土鸡块及红枣、党参、当归，煮熟，倒入枸杞子，续煮至食材熟透，放入盐调味即可。

功效主治
益气养血、健脾养胃，适用于脾胃虚弱、少食、乏力等。

药食两用的健脾食品

李时珍说："山药治诸虚百损，疗五劳七伤，去头面游风，止腰痛，除烦热，补心气不足，开达心孔，多记事，益肾气，健脾胃，止泻痢，润毛皮；生捣贴肿，硬毒能治；主健中补虚、除寒热邪气……"

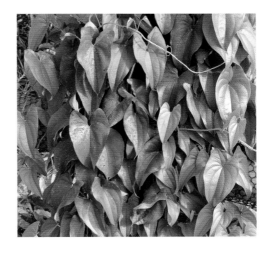

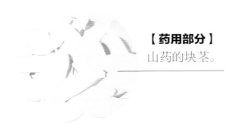

【药用部分】
山药的块茎。

【性味归经】 性平，味甘；归肺、脾、肾经。

【具体功效】 补脾养胃、生津益肺、补肾涩精。

【主治范围】 脾虚久泻、消化不良、肺虚肾虚、带下尿频、肾虚遗精等。

【用法用量】 煎汤内服，15～30克；或研末入丸、散。

【使用禁忌】 有实邪者忌服。

【实用本草妙方】

脾虚腹泻	糖尿病
山药250克，莲子、芡实各120克，共研细粉，每次2～3匙，加白糖适量，蒸熟服用。	山药15克、黄连6克，水煎服。或山药、天花粉等量，每日30克，水煎，分2次服。

【养生药膳房】

健脾山药汤

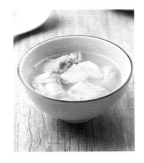

☆所需材料☆ 排骨 250 克、姜片 10 克、山药 200 克、盐 2 克、料酒 5 毫升

☆制作方法☆ 排骨加部分料酒焯水，与姜片、剩余料酒一同放入砂锅，用小火煮 30 分钟至排骨八九成熟，放入山药煮熟，加入盐，熄火后盛出煮好的汤即可。

功效主治
健脾益气、和胃补虚，适用于消化不良、体虚无力等。

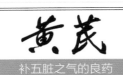

李时珍说："耆，长也。黄耆色黄，为补药之长，故名。功能实表，有表邪者勿用；能助气，气实者勿用；能内塞，补不足，胸膈气闭，肠胃有积滞者勿用……"

【性味归经】性温，味甘；归肺、脾、肝、肾经。
【具体功效】益卫固表、补气升阳、托毒生肌、利水消肿。

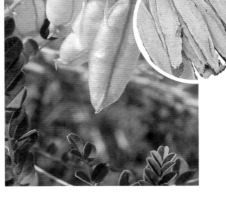

【药用部分】
黄芪的根。

【主治范围】气虚乏力、食少便溏、中气下陷、久泻脱肛、自汗盗汗、血虚萎黄、气虚水肿、内热消渴。
【用法用量】内服煎汤，10～30克；黄芪补气升阳宜蜜炙用，其他宜生用。
【使用禁忌】实证、热证者忌服。

【实用本草妙方】

小便不通	酒后黄疸	小便浑浊
绵黄芪10克，水煎服。	黄芪50克、木兰20克，共研末，每次3克，用温酒送服。	盐炒黄芪15克、茯苓20克，共研末，每次3克，温水送服。

【养生药膳房】

黄芪红枣鳝鱼汤

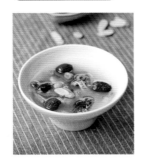

☆所需材料☆ 鳝鱼肉350克，鳝鱼骨100克，黄芪、红枣、姜片、蒜苗各少许，盐、鸡粉各2克，料酒4毫升

☆制作方法☆鳝鱼肉、鳝鱼骨切段汆水。砂锅注水，倒入红枣、黄芪、姜片、鳝鱼骨，水烧开后用小火煮30分钟，放入鳝鱼肉、盐、鸡粉、料酒，煮熟撒上蒜苗即可。

功效主治
补中益气、调和气血，适用于脾胃虚弱之食少便溏、胃脘疼痛等。

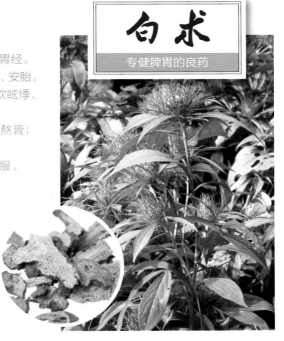

白术

专健脾胃的良药

【药用部分】白术的根茎。

【性味归经】性温，味苦、甘；归脾、胃经。

【具体功效】健脾益气、燥湿利水、止汗、安胎。

【主治范围】脾虚食少、腹胀泄泻、痰饮眩悸、水肿、自汗、胎动不安。

【用法用量】水煎服，3～15克；或熬膏；或入丸、散。

【使用禁忌】阴虚燥渴、气滞胀闷者忌服。

【实用本草妙方】

呕吐酸水：白术、茯苓、厚朴各2.4克，橘皮、人参各1.8克，荜拨、吴茱萸各1.2克，槟榔仁、大黄各3克，水煎服。

产后中寒：白术120克、泽泻30克、生姜15克，水煎服。

甘草

调和诸药的药中"国老"

【药用部分】甘草的根及根状茎。

【性味归经】性平，味甘；归脾、肺经。

【具体功效】补中、益气、生津。

【主治范围】脾胃虚弱、气血两亏、体倦无力、食少、口渴、久泻、脱肛。

【用法用量】水煎服，9～30克。

【使用禁忌】有实邪者忌服。

【实用本草妙方】

伤寒心悸：甘草60克，水煎，温服。

肺热喉痛有痰：甘草(炒)60克、桔梗(米泔水浸一夜)30克，拌匀，每次取15克，入阿胶半片，水煎，温服。

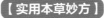

补 血 药

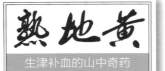

李时珍说："熟地黄（血虚劳热，产后虚热，老人虚燥）。同生地黄为末，姜汁糊丸，治妇人劳热。"

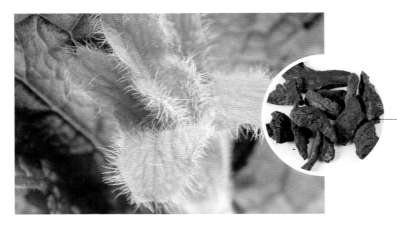

【药用部分】
地黄的根茎，经加工蒸晒而成。

【性味归经】性微温，味甘；归肝、肾经。

【具体功效】补血滋阴、益精填髓。

【主治范围】血虚萎黄、心悸怔忡、月经不调、崩漏下血、肝肾阴虚、腰膝酸软、骨蒸潮热、盗汗遗精、内热消渴、眩晕、耳鸣、白发早生。

【用法用量】水煎服，10～20克。

【使用禁忌】凡气滞痰多、脘腹胀痛、食少便溏者忌服。

【实用本草妙方】

堕胎下血不止	吐血咳嗽
代赭石末3克、生地黄汁20毫升，调服。	熟地黄末适量，每次3克，以酒送服，1日3次。
口干烦躁	吐血不止
熟地黄50克、水60毫升，煎取30毫升，分3次服用，一日喝完。	鳖甲、蛤粉各30克（同炒色黄），熟地黄50克（晒干），共为末。每服5克，食后茶下。

鲜地黄

【性味归经】性寒，味甘、苦；归心、肝、肾经。

【具体功效】清热生津、凉血、止血。

【主治范围】热病伤阴、舌绛烦渴、温毒发斑、吐血、衄血、咽喉肿痛。

干地黄

【性味归经】性寒，味甘；归心、肝、肾经。

【具体功效】清热凉血、养阴生津。

【主治范围】热入营血、吐血、衄血、烦渴、津伤便秘、咽喉肿痛等。

【养生药膳房】

熟地核桃炖乌鸡

所需材料
乌鸡块⋯⋯⋯250克
熟地黄⋯⋯⋯15克
核桃仁⋯⋯⋯20克
枸杞子⋯⋯⋯10克
盐⋯⋯⋯⋯3克

制作方法
　　乌鸡块汆水，砂锅中注入适量清水烧开，倒入乌鸡块、熟地黄、核桃仁、枸杞子，拌匀。加盖，大火煮开转小火煮2小时至食材熟透。揭盖，加入盐，稍稍搅拌至入味，熄火后盛出煮好的乌鸡汤即可。

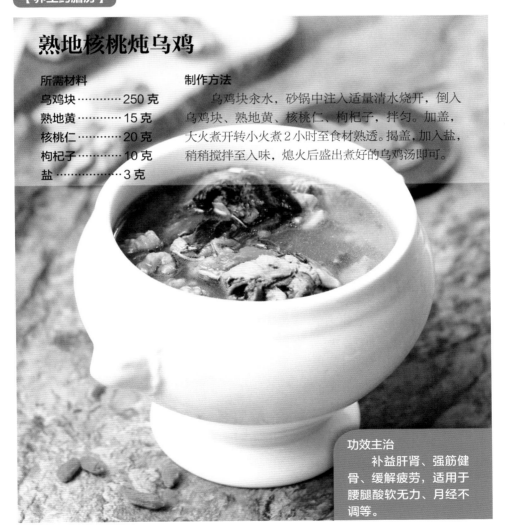

功效主治
　　补益肝肾、强筋健骨、缓解疲劳，适用于腰腿酸软无力、月经不调等。

当归

女人离不开的补血圣药

李时珍说："当归，其味甘而重，故专能补血，其气轻而辛，故又能行血，补中有动，行中有补，补气生精，安五脏，强形体，益神志，凡有形虚损之病，无所不宜。诚血中之气药……"

【性味归经】性温，味甘、辛；归肝、心、脾经。
【具体功效】补血活血、调经止痛、润肠通便。

【药用部分】
当归的根。

【主治范围】血虚萎黄、眩晕心悸、月经不调、经闭痛经、虚寒腹痛、风湿痹痛、跌仆损伤、痈疽疮疡、肠燥便秘。酒当归活血通经，用于经闭痛经、风湿痹痛、跌仆损伤。
【用法用量】水煎服，6～12克。
【使用禁忌】湿阻中满及大便溏泄者慎服。

【实用本草妙方】

血虚发热	失血过多	鼻血不止
当归身10克（酒洗）、黄芪30克（蜜炙），水煎，每日吃2剂。	当归30克、川芎10克，共研末。每次5克，水煎服，每日2次。	当归适量，焙干，研细。每次3克，米汤调下。

【养生药膳房】

当归生姜羊肉汤

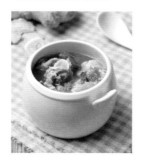

☆所需材料☆ 羊肉400克，当归10克，姜片40克，香菜段少许，料酒8毫升，盐、鸡粉各2克

☆制作方法☆ 羊肉加部分料酒余水，与当归、姜片、剩余料酒用小火炖2小时至羊肉软烂，放盐、鸡粉，拌匀调味，夹去当归和姜片，撒上香菜段，熄火盛出即可。

功效主治
温阳养血、散寒健体，适用于腰膝酸软、遗精、痛经等。

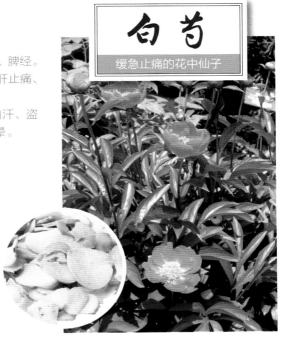

白芍
缓急止痛的花中仙子

【**药用部分**】芍药（栽培种）的根。

【**性味归经**】性微寒，味苦、酸；归肝、脾经。

【**具体功效**】养血调经、敛阴止汗、柔肝止痛、平抑肝阳。

【**主治范围**】血虚萎黄、月经不调、自汗、盗汗、胁痛、腹痛、四肢疼痛、头痛眩晕。

【**用法用量**】水煎服，6～15克。

【**使用禁忌**】不宜与藜芦同用。

【**实用本草妙方**】

腹中虚痛：白芍10克、炙甘草3克，夏天加黄芩2克，怕冷加肉桂3克，水煎，温服。

消渴引饮：白芍、麦冬、天花粉、甘草等份，共研末，每次5克，水煎服。

龙眼肉
养心补血的助眠水果

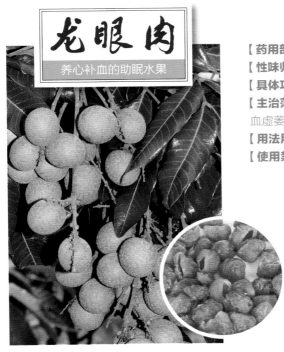

【**药用部分**】龙眼的假种皮。

【**性味归经**】性温，味甘；归心、脾经。

【**具体功效**】补益心脾、养血安神。

【**主治范围**】气血不足、心悸怔忡、健忘失眠、血虚萎黄等。

【**用法用量**】水煎服，9～15克。

【**使用禁忌**】若内有痰火及食滞停饮者忌服。

【**实用本草妙方**】

脾虚泄泻：龙眼肉10克、生姜3片，煎汤服。

产后浮肿：龙眼肉15克、生姜3片、红枣5枚，煎汤服。

血虚盗汗：龙眼肉、莲子、芡实各10克，加水炖汤于睡前服。

补 阴 药

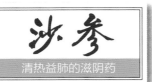

李时珍说："人参甘苦温，其体重实，专补脾胃元气，因而益肺与肾，故内伤元气者宜之。沙参甘淡而寒，其体轻虚，专补肺气，因而益脾与肾，故金能受火克者宜之。一补阳而生阴，一补阴而制阳……"

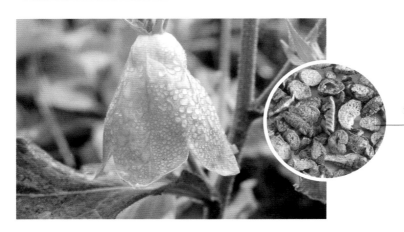

【药用部分】
沙参的根。

【性味归经】 性微寒，味甘、微苦；归肺、胃经。

【具体功效】 养阴清肺、益胃生津、化痰、益气。

【主治范围】 肺热燥咳、阴虚劳嗽、干咳痰黏、胃阴不足、食少呕吐、气阴不足、烦热口干。

【用法用量】 水煎服，9～15克。

【使用禁忌】 风寒咳嗽者慎服。

【实用本草妙方】

肺热咳嗽	痰黏咽干	各种虚证
沙参15克，水煎服。	南沙参、玉竹、麦冬各9克，生甘草6克，水煎服。	沙参15克，嫩鸡1只，去内脏，沙参放入鸡腹内，蒸熟食用。
下元虚冷	**产后无乳**	**妇人白带**
沙参适量研末，每次取3克，用热米汤送服，长期坚持。	杏叶、沙参各12克，与猪肉同煮食用。	沙参研末，每服6克，米汤调下。

南沙参

【性味归经】性凉，味甘、微苦；归肺、肝经。

【具体功效】养阴清肺。

【主治范围】燥咳、虚痨久咳等。

北沙参

【性味归经】性凉，味甘、苦、淡；归肺、脾经。

【具体功效】养阴清肺、祛痰止咳。

【主治范围】肺热燥咳、虚痨久咳、阴伤咽干等。

【养生药膳房】

沙参玉竹百合银耳汤

所需材料

海底椰、玉竹··各20克

沙参·············30克

瘦肉···········250克

去皮莲藕·······200克

玉米···········150克

佛手瓜·········170克

姜片···········少许

盐··············2克

制作方法

　　去皮莲藕、佛手瓜、瘦肉切块，玉米切段，瘦肉汆水。砂锅注水，倒入瘦肉、莲藕、佛手瓜、玉米、姜片、海底椰、玉竹、沙参，煮至食材熟透，加盐调味即可。

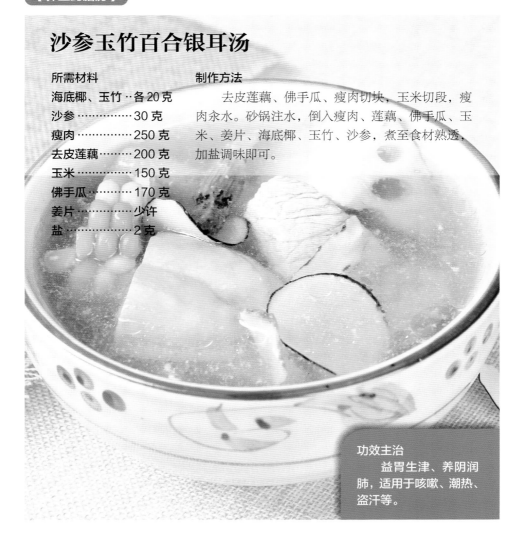

功效主治

　　益胃生津、养阴润肺，适用于咳嗽、潮热、盗汗等。

百合
能安心神的止咳药

　　李时珍说："王维诗云：'冥搜到百合，真使当重肉。果堪止泪无，欲纵望江目。'盖取《本草》百合止涕泪之说。"

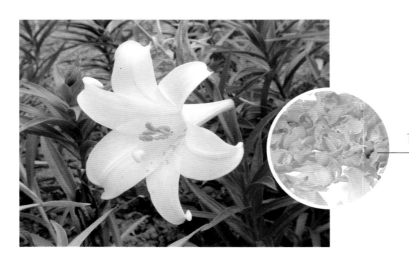

【药用部分】
百合鳞茎的鳞叶。

【性味归经】性平，味甘、微苦；归心、肺经。

【具体功效】润肺止咳、清心安神。

【主治范围】肺虚久嗽、咳嗽痰血、脚气、浮肿、阴虚久嗽、热病后期、虚烦惊悸、失眠多梦、精神恍惚、痈肿、湿疮等。

【用法用量】煎汤内服，15 ～ 50克；蒸食或煮粥食；外用捣敷。

【使用禁忌】风寒咳嗽、中寒便滑者忌服。

【实用本草妙方】

百合病已发汗者	百合病已泻者	百合病已吐者
百合7枚，用水浸泡一夜，次日清晨以泉水煮取500毫升；另用知母90克，加水500毫升，煮取500毫升。百合汁、知母汁和匀，煮取750毫升，分次适量服用。	百合7枚，用水浸泡一夜，次日清晨以泉水煮取500毫升；另用代赭石30克、滑石90克，加水500毫升，煮取500毫升。两种药液和匀再煮取750毫升，分次适量服用。	百合7枚，用水浸泡一夜，次日清晨以泉水煎煮至500毫升，加鸡蛋黄1个，分次适量服用。

百合花

【性味归经】性微寒、平，味甘、微苦；归肺经。

【具体功效】润肺、清火、安神。

【主治范围】咳嗽、眩晕、夜寐不安、天疱湿疮等。

百合子

【性味归经】性寒，味甘、苦；归大肠经。

【具体功效】清热凉血。

【主治范围】肠风下血、热痢脓血、里急后重等。

【养生药膳房】

百合红枣乌龟汤

所需材料

乌龟肉…………300 克

红枣……………15 克

百合……………20 克

姜片、葱段……各少许

盐、鸡粉………各 2 克

料酒……………5 毫升

制作方法

乌龟肉加料酒汆水。砂锅注水烧热，倒入红枣、姜片、葱段、乌龟肉煮90分钟，倒入百合，续煮熟，加入盐、鸡粉，熄火后将煮好的汤料盛出即可。

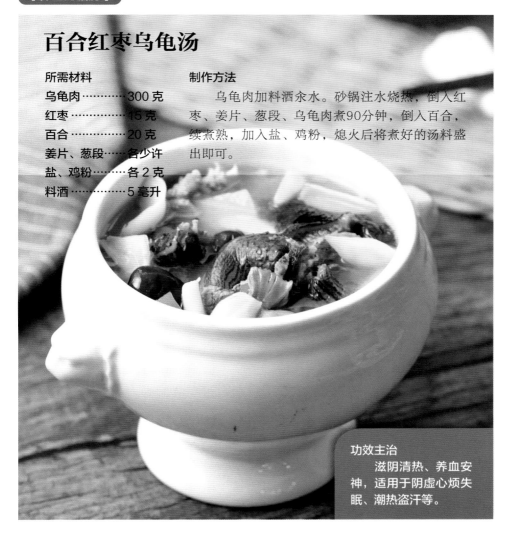

功效主治

滋阴清热、养血安神，适用于阴虚心烦失眠、潮热盗汗等。

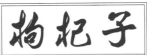

枸杞子

肝、肺、肾皆调

李时珍说："据前数说，则枸杞之滋益不独子，而根亦不止于退热而已……至于子则甘平而润，性滋而补，不能退热，只能补肾润肺，生精益气。"

【性味归经】性平，味甘；归肝、肾、肺经。
【具体功效】养肝、滋肾、润肺。

【药用部分】
枸杞的成熟果实。

【主治范围】肝肾亏虚、头晕目眩、腰膝酸软等。
【用法用量】煎汤内服，5 ~ 15克；或入丸、散、膏、酒剂。
【使用禁忌】外邪实热、脾虚有湿及腹痛泄泻者忌服本品。

【实用本草妙方】

体虚劳热	肝虚流泪	目赤生翳
枸杞子300克，捣破泡酒，密封14日即可。酌量服用。	枸杞子150克，装入绢袋，浸入500毫升酒中（密封）。21日后可饮用。	枸杞子捣汁，每日湿敷眼睛3~5次。

【养生药膳房】

红枣枸杞米糊

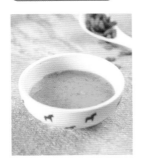

☆所需材料☆ 米碎 50 克、红枣 20 克、枸杞子 10 克
☆制作方法☆ 红枣切开去果核，切成丁。取榨汁机，选择搅拌刀座组合，放入枸杞子、红枣丁、米碎，搅拌成碎末，放入锅中煮片刻至米浆呈糊状，熄火后盛出煮好的米糊即可。

功效主治
　　滋补肝肾、养血明目，适用于肝血亏虚引起的视物模糊、腰软等。

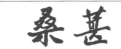

桑葚

滋阴养血的水果药

李时珍说："葚有乌、白二种。杨氏《产乳》云：孩子不得与桑葚，令儿心寒，而陆机《诗疏》云：鸠食桑葚多则醉伤其性，何耶？《四民月令》云：四月宜饮桑葚酒，能理百种风热。"

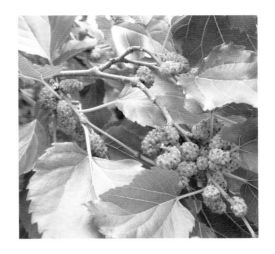

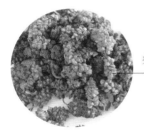

【药用部分】
桑的果穗。

【性味归经】性寒，味甘；归肝、肾经。
【具体功效】滋阴养血、息风镇静。
【主治范围】肝肾阴亏、消渴、便秘、潮热盗汗、失眠多梦、心悸、腰膝酸软等。
【用法用量】煎汤内服，15～25克；熬膏、生啖或浸酒；外用浸水洗。
【使用禁忌】脾胃虚寒、肠滑腹泻者勿服。

【实用本草妙方】

小儿赤秃	发白不生	阴证腹痛
桑葚取汁，频服。	黑色熟桑葚，水浸日晒，搽涂，令发黑而复生。	桑葚放入绢包风干，过伏天，研为末。每次9克，热酒送下。

【养生药膳房】

桑葚补血茶

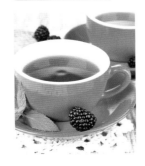

☆所需材料☆ 龙眼肉15克、桑葚9克、迷迭香3克、冰糖适量
☆制作方法☆ 砂锅注水烧开，倒入龙眼肉、桑葚，用小火煮15分钟，加入迷迭香、冰糖，续煮片刻，熄火后盛出煮好的茶，装入杯中即可。

功效主治
　　补血强心、养肝益肾，适用于心烦、心悸、失眠等。

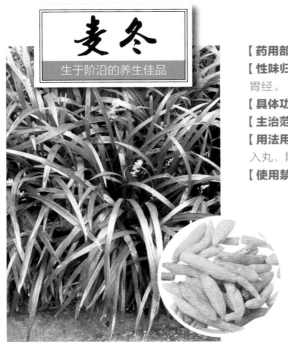

麦冬

生于阶沿的养生佳品

【**药用部分**】麦冬的干燥块根。

【**性味归经**】性微寒，味甘、苦；归心、肺、胃经。

【**具体功效**】养阴生津、润肺清心。

【**主治范围**】肺燥干咳、虚劳咳嗽、津伤口渴等。

【**用法用量**】煎汤内服，10 ～ 20 克；或研末入丸、散。

【**使用禁忌**】脾胃虚寒泄泻、胃有痰饮者忌服。

【**实用本草妙方**】

消渴：将苦瓜捣汁，麦冬 60 克泡一夜，去心、捣烂，加黄连末，做成丸子，如梧桐子大。每次 50 丸，饭后服，每日 2 次。

牙缝出血：用麦冬煎汤漱口。

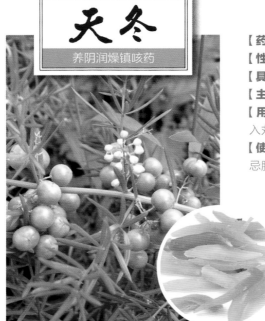

天冬

养阴润燥镇咳药

【**药用部分**】天冬的块根。

【**性味归经**】性寒，味甘、苦；归肺、肾经。

【**具体功效**】滋阴润燥、清肺降火。

【**主治范围**】燥热咳嗽、阴虚劳嗽、热病伤阴等。

【**用法用量**】煎汤内服，6 ～ 15 克；熬膏或入丸。

【**使用禁忌**】虚寒泄泻及外感风寒致咳嗽者皆忌服。

【**实用本草妙方**】

肺痿咳嗽吐涎沫，心中温温，咽燥而不渴：生天冬（捣汁）、酒各 500 毫升，糖稀 80 毫升，紫菀 30 克，用铜器煎浓至可做成丸。每次服杏仁大 1 丸，每日 3 次。

【药用部分】黄精、囊丝黄精、热河黄精、滇黄精、卷叶黄精等的根茎。

【性味归经】性平，味甘；归脾、肺、肾经。

【具体功效】补中益气、润肺、强筋骨。

【主治范围】虚损寒热、肺痨咯血等。

【用法用量】煎汤内服，15～25克（鲜品50～100克）；熬膏或入丸、散；外用煎水洗。

【使用禁忌】中寒泄泻、痰湿痞满气滞者忌服。

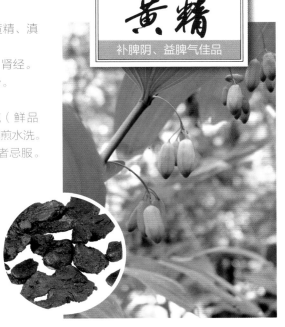

黄精

补脾阴、益脾气佳品

【 实用本草妙方 】

补肝明目：黄精1000克，蔓荆子500克（淘），共同九蒸九晒，研为末，米汤调服6克，每日2次。

大风癞疮：黄精去皮，洗净，取1000克晒干，放在米饭上蒸到饭熟，把药保存好，经常服食。

鳖甲

退热除蒸要药

【药用部分】中华鳖的背甲。

【性味归经】性平，味甘、咸；归肝、脾经。

【具体功效】养阴清热、平肝息风、软坚散结。

【主治范围】阴虚发热、骨蒸劳热、阴虚阳亢、头晕目眩、虚风内动、经闭、癥瘕、久疟等。

【用法用量】煎汤内服，15～40克；或熬膏。

【使用禁忌】脾胃阳虚、食减便溏者及孕妇慎服。

【 实用本草妙方 】

老疟劳疟：用醋炙鳖甲研末，酒送服2克，清早一服，临睡一服。

腰痛不可俯仰：用炙鳖甲研末，酒送服2克，每日2次。

补 阳 药

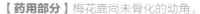

【药用部分】梅花鹿尚未骨化的幼角。

【性味归经】性温，味甘、咸；归肾、肝经。

【具体功效】壮元阳，补气血。

【主治范围】虚劳羸瘦、精神倦怠等。

【用法用量】研末内服，1 ~ 2.5 克。

【使用禁忌】阴虚阳亢者忌服。

【 实用本草妙方 】

肾虚腰痛，不能反侧：鹿茸（炙）、菟丝子各 30 克，茴香 15 克，研为末，以羊肾 2 对，酒泡后煮烂，共捣泥，做丸如梧桐子大。每次服 30 丸，每日 3 次。

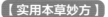

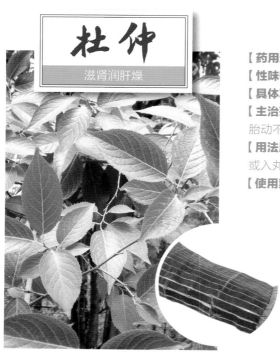

【药用部分】杜仲的干燥树皮。

【性味归经】性温，味甘、微辛；归肝、肾经。

【具体功效】补益肝肾、强健筋骨、安胎。

【主治范围】腰脊酸疼、足膝痿弱、小便余沥、胎动不安、中风偏瘫等。

【用法用量】煎汤内服，15 ~ 25 克；或浸酒；或入丸、散。

【使用禁忌】阴虚火旺者慎服。

【 实用本草妙方 】

腰背虚痛：杜仲 500 克切炒，以酒 2 升泡服。

病后虚汗及自汗：杜仲、牡蛎等份，研末，睡前用水送服 5 小匙。

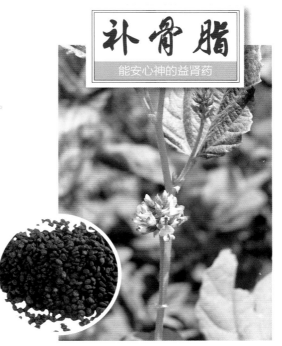

补骨脂
能安心神的益肾药

【**药用部分**】补骨脂的果实。

【**性味归经**】性温，味辛；归肾经。

【**具体功效**】补肾助阳。

【**主治范围**】肾虚冷泻、遗尿、滑精等。

【**用法用量**】煎汤内服，7.5 ～ 15 克。

【**使用禁忌**】阴虚火旺者忌服。

【**实用本草妙方**】

肾虚腰痛：补骨脂 30 克，炒为末，温酒服 9 克，或加木香 3 克。

脾肾虚泻：补骨脂（炒）250 克、肉豆蔻（生用）120 克，共研为末，肥枣肉研膏，和丸如梧桐子大，每次空腹米汤送服 50 丸。

肉苁蓉
补肾壮阳的"沙漠人参"

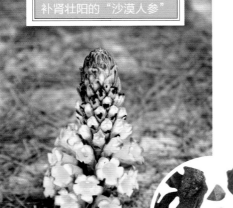

【**药用部分**】肉苁蓉的带鳞片的肉质茎。

【**性味归经**】性温，味甘、咸；归肾、大肠经。

【**具体功效**】补肾阳、益精血、润肠道。

【**主治范围**】肾阳虚衰、精血不足之阳痿及遗精等。

【**用法用量**】煎汤内服，10 ～ 15 克；或入丸、散；或浸酒。

【**使用禁忌**】胃弱便溏、相火旺者忌服。

【**实用本草妙方**】

补益劳伤，精败面黑：肉苁蓉 120 克，用水煮烂，薄切细研，以米煮粥食。

肾虚白浊：肉苁蓉、鹿茸、山药、白茯苓等份，研末，米糊丸如梧桐子大，每次枣汤调下 30 丸。

核桃仁

药食两用的进补佳品

李时珍说："胡桃仁味甘气热，皮涩肉润。孙真人言其冷滑，误矣。近世医方用治痰气喘嗽、醋心及疬风诸病，而酒家往往醉后嗜之。"

【性味归经】性温，味甘；归肾、肺、大肠经。

【具体功效】补肾、温肺、润肠。

【药用部分】

核桃的干燥成熟种子。

【主治范围】腰膝酸软、阳痿遗精、肺虚咳嗽、大便秘结等。

【用法用量】煎汤内服，9 ~ 15 克；或入丸、散。外用：研末捣敷。

【使用禁忌】孕妇慎用。

【实用本草妙方】

赤痢不止	火烧成疮	健齿乌须
核桃仁、枳壳各7个，皂角1个，烧存性，研末服，荆芥茶送下。	用核桃仁烧黑研敷。	核桃仁（烧过）、贝母各等份，捣为散，日用之。

【养生药膳房】

紫米核桃红枣粥

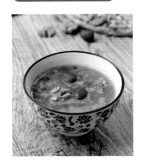

☆所需材料☆ 水发紫米、水发红豆各 50 克，核桃仁 8 克，红枣 3 枚，红糖 15 克

☆制作方法☆ 砂锅注入适量清水，倒入水发红豆、水发紫米、红枣、核桃仁，煮熟软，倒入红糖，拌匀即可。

功效主治

补肾壮阳、养血润肠，适用于肾阳不足、气血亏虚引起的眩晕、腰酸。

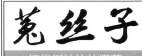

菟丝子

缠绕树枝的补肾药

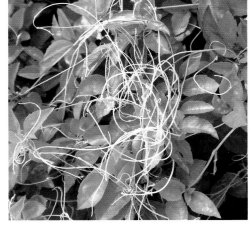

李时珍说："菟丝子禀中和凝正阳气，一茎从树感枝而成，从中春上阳结实，故偏补人卫气，助人筋脉。"

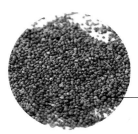

【药用部分】
菟丝子或大菟丝子的种子。

【性味归经】性温，味甘；归肝、肾、脾经。
【具体功效】滋补肝肾、固精缩尿、安胎。
【主治范围】阳痿、遗精、尿有余沥、遗尿等。
【用法用量】煎汤内服，15~25克；或入丸、散。
【使用禁忌】孕妇和便结、阴虚火动者禁用。

【实用本草妙方】

消渴不止	阳气虚损	小便淋沥
菟丝子煎汁，任意饮之，以止为度。	菟丝子、熟地黄等份，为末，酒糊丸如梧桐子大。每服50丸。	菟丝子，煮汁饮。

【养生药膳房】

菟丝子茶

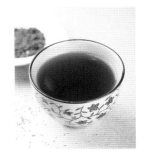

☆所需材料☆ 菟丝子5克
☆制作方法☆ 砂锅中注入适量清水烧开，倒入洗净的菟丝子，盖上盖，用小火煮20分钟，至其析出有效成分。揭盖，略微搅动片刻。把煮好的菟丝子茶盛出，倒入茶杯中即可。

功效主治
补肾阳、固精血，适用于阳虚体质患者的晨泻、遗精、痛经等。

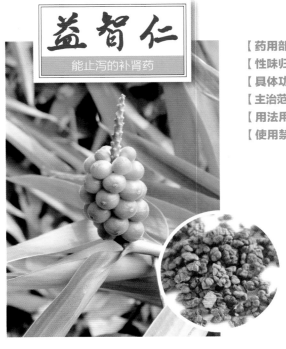

益智仁

能止泻的补肾药

【药用部分】益智的干燥成熟果实。

【性味归经】性温，味辛；归脾、肾经。

【具体功效】温脾止泻、暖肾、固精缩尿。

【主治范围】脾胃虚寒、腹中冷痛、肾虚遗尿等。

【用法用量】煎汤内服，5～15克；或入丸、散。

【使用禁忌】阴虚火旺者忌服。

【实用本草妙方】

小便频数：益智仁（盐炒）、乌药等份，研末，酒煮山药粉为糊，做丸如梧桐子大，每服70丸，空腹盐汤送下。

小便赤浊：益智仁、茯神各60克，远志、甘草（水煮）各250克，共研为末，做丸如梧桐子大，空腹姜汤送下50丸。

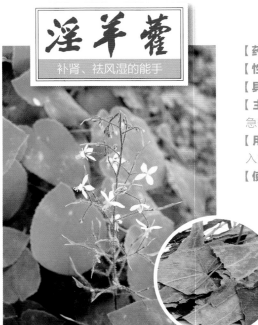

淫羊藿

补肾、祛风湿的能手

【药用部分】淫羊藿的干燥地上部分。

【性味归经】性温，味辛、甘；归肝、肾经。

【具体功效】补肾壮阳、祛风除湿。

【主治范围】阳痿不举、小便淋沥、筋骨挛急等。

【用法用量】煎汤内服，5～15克；或研末入丸、散。

【使用禁忌】阴虚而相火易动者忌服。

【实用本草妙方】

腰膝冷：淫羊藿300克、酒800毫升，浸泡3日，酌量饮之。

目昏生翳：淫羊藿、生王瓜（小栝楼红色者）等份，研为末，每服3克，茶送下，每日2次。

第四章

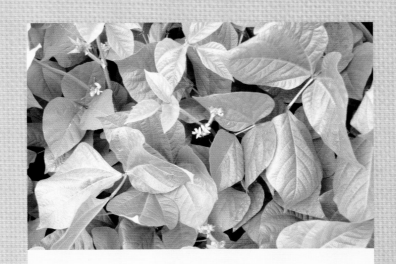

清 热 药

　　清热药是以清解里热为主要作用的药物，药性寒凉，主要用于热病高热、痢疾、痈肿疮毒，以及目赤肿痛、咽喉肿痛等呈现各种里热证候，即是《黄帝内经》所说"热者寒之"的意义。

　　清热药性属寒凉，多服久服会损伤阳气，故阳气不足或脾胃虚弱者须慎用，如遇到真寒假热的证候应当忌用。

清热泻火药

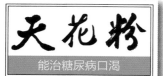

天花粉

能治糖尿病口渴

李时珍说："栝楼根味甘微苦酸。其茎叶味酸。酸能生津，感召之理，故能止渴润枯。微苦降火，甘不伤胃。昔人只言其苦寒，似未深察。"

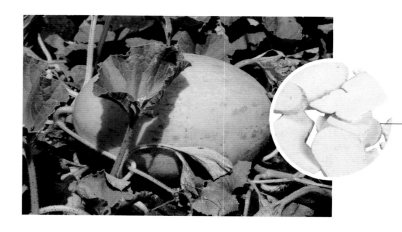

【药用部分】
栝楼的根即天花粉

【**性味归经**】性微寒，味甘、微苦；归肺、胃经。

【**具体功效**】生津、止渴、降火、润燥、排脓、消肿。

【**主治范围**】热病口渴、消渴、黄疸、肺燥咯血等。

【**用法用量**】煎汤内服，9～15克；或研末入丸、散。

【**使用禁忌**】脾胃虚寒、大便滑泄者忌服。

【实用本草妙方】

消渴饮水	虚热咳嗽	小儿囊肿
天花粉适量，每次服2克，水化下，每日3次，亦可煮粥食。	天花粉30克、人参9克，共为末，每次服3克，米汤调下。	天花粉30克、炙甘草4.5克，水煎，加入酒服。
乳汁不下	损伤肿痛	产后乳房肿硬疼痛，乳痈
天花粉烧存性，研末，饮服2克；或以15克，酒水煎服。	天花粉捣涂，重布裹之。热除，痛即止。	天花粉30克、乳香3克，研为末，温酒每次服6克。

栝楼实（栝楼的果实）

【性味归经】性寒，味甘、苦；归肺、胃、大肠经。

【具体功效】清肺化痰、宽胸润肠。

【主治范围】痰热咳喘、肺痈、胸痹、乳痈肿痛、消渴、黄疸、便秘等。

栝楼仁（栝楼的种子）

【性味归经】性寒，味甘、微苦；归肺、胃、大肠经。

【具体功效】润肺化痰、滑肠。

【主治范围】肺热咳嗽、痰黏不易咯出、燥结便秘等。

【养生药膳房】

天花粉二冬茶

所需材料

天花粉…………15克

天冬、麦冬……各10克

制作方法

砂锅中注入适量清水烧热，放入备好的天花粉、天冬、麦冬。盖上锅盖，用大火煮约15分钟至药材析出有效成分，熄火后将煮好的药汁滤入杯中即可。

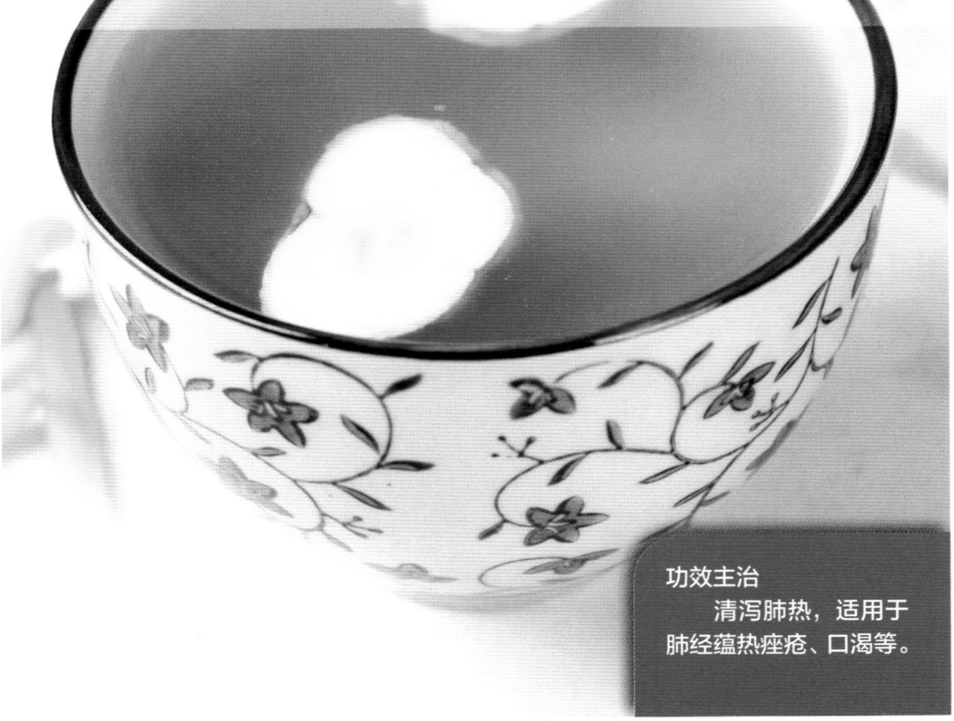

功效主治

清泻肺热，适用于肺经蕴热痤疮、口渴等。

栀子

止血、治血热的良药

李时珍说："栀子虽寒而无毒，治胃中热气，既亡血亡津液，腑脏无润养，内生虚热，非此物不可去也。又治心经留热，小便赤涩……"

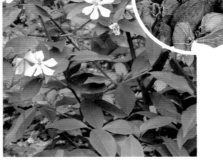

【性味归经】性寒，味苦；归心、肺、胃、三焦经。
【具体功效】清热、泻火、凉血。

【药用部分】
栀子的干燥成熟果实。

【主治范围】热病虚烦不眠、黄疸、淋病、消渴、目赤、咽痛、吐血、衄血等。
【用法用量】煎服，10～20克；研末入丸、散。外用：研末或调敷。
【使用禁忌】脾虚便溏、胃寒作痛者忌服。

【实用本草妙方】

鼻中衄血	小便不通	大便带血
栀子烧灰吹之，屡用有效。	栀子14个，独头蒜1个，沧盐少许。捣贴肚脐及阴囊，良久即通。	栀子适量，烧灰，水送服2克。

【养生药膳房】

栀子红豆粥

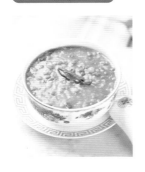

☆所需材料☆ 水发薏苡仁90克、水发红豆80克、糙米130克、栀子4克、白糖适量
☆制作方法☆ 砂锅注水烧热，放入栀子、水发薏苡仁、糙米、水发红豆，煲煮至食材熟软，加入少许白糖，搅拌至白糖溶化，熄火后将煮好的粥盛出即可。

功效主治
清热解毒、凉血利尿，适用于黄疸、热病虚烦等。

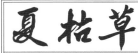

李时珍说："夏枯草治目疼，用砂糖水浸一夜用，取其能解内热、缓肝火也。楼全善云：夏枯草治目珠疼，至夜则甚者，神效。或用苦寒药点之反甚者，亦神效。"

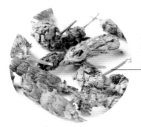

【药用部分】
夏枯草的干燥果穗。

【性味归经】性寒，味辛、苦；归肝、胆经。
【具体功效】清肝明目、散结解毒。
【主治范围】瘰疬、瘿瘤、乳痈、乳癌、目珠夜痛、口眼歪斜、带下、小便热痛等。
【用法用量】煎汤内服，6～15克，大剂量可用至30克；熬膏或入丸、散。外用：煎水洗或捣敷。
【使用禁忌】脾胃虚弱者慎服。

【实用本草妙方】

明目补肝，肝虚目睛痛	赤白带下	血崩不止
夏枯草15克、香附子30克，研为末。每服6克，米汤送下，饭前服。	夏枯草（花开时采，阴干）研为末。每服6克，米汤送下，饭前服。	夏枯草研为末。每服2克，米汤调下。

【养生药膳房】

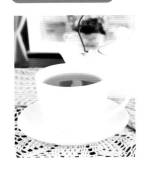

夏枯草金钱草茶

☆所需材料☆ 夏枯草、金钱草各5克，蜂蜜适量
☆制作方法☆ 砂锅中注入适量清水烧热，放入备好的夏枯草、金钱草。盖上锅盖，用大火煮约15分钟至药材析出有效成分。熄火后将煮好的药汁滤入杯中，调入蜂蜜即可。

功效主治
　　清热解毒、利尿通淋，适用于小便热痛不畅、带下黄臭等。

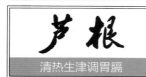

芦根

清热生津调胃膈

李时珍说："按《雷公炮炙论》序云：益食加觞，须煎芦、朴。注云：用逆水芦根并厚朴二味等份，煎汤服。盖芦根甘能益胃，寒能降火故也。"

【**性味归经**】性寒，味甘；归肺、胃经。
【**具体功效**】清热生津。

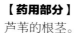

【**药用部分**】
芦苇的根茎。

【**主治范围**】肺热咳嗽、胃热呕吐、热病高热口渴、肺痈咳吐脓血、小便热痛、糖尿病等。
【**用法用量**】煎汤内服，15～30克；鲜品捣汁。外用：煎汤洗。
【**使用禁忌**】脾胃虚寒者慎服。

【**实用本草妙方**】

膈气滞，烦闷不下食	反胃上气	霍乱烦闷
芦根150克（锉），以水三大盏，煮取两盏，去滓温服。	芦根、茅根各60克，水300毫升，煮取150毫升，分2次服。	芦根9克，麦冬3克，水煎服。

【**养生药膳房**】

橄榄芦根茶

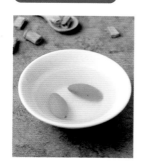

☆**所需材料**☆ 橄榄40克、芦根15克
☆**制作方法**☆ 砂锅注水烧开，倒入洗净的芦根，盖上盖，用中火煮约20分钟，揭盖，捞出药材，再放入洗净的橄榄，转大火煮约3分钟至其变软，熄火后盛出煮好的茶即可。

功效主治
清热生津、除烦止呕，适用于热病口渴、心烦欲吐等。

决明子

眼病的克星

李时珍说："丹溪朱氏言：决明解蛇毒，本于此也。按：马蹄决明苗角皆韧而苦，不宜于食。纵食之，有利五脏明目之功，何遂至于患风耶？"

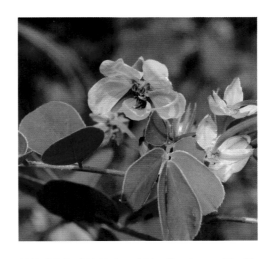

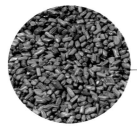

【药用部分】
决明的干燥成熟种子。

【性味归经】性微寒，味甘、苦；归肝、胆、胃、肾经。

【具体功效】清肝明目、利水通便。

【主治范围】风热赤眼、青盲、雀目、高血压、肝炎、肝硬化腹水、习惯性便秘等。

【用法用量】煎汤内服，6～15克。

【使用禁忌】脾胃虚寒及便溏者慎服。

【实用本草妙方】

积年失明	目赤肿痛	青盲、雀目
决明子150克为末，饭后以粥饮服2克。	决明子炒研，茶调敷太阳穴，干则换新续敷，一夜即愈。	决明子60克、地肤子150克，研末，米汤糊丸如梧桐子大，每次30丸。

【养生药膳房】

山楂决明子消脂饮

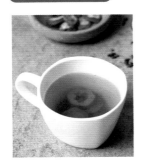

☆所需材料☆ 干山楂60克、决明子7克、蜂蜜适量

☆制作方法☆ 干山楂、决明子洗净，砂锅注水烧开，放入洗净的决明子，倒入山楂，拌匀。盖上盖，用小火煮15分钟，揭开盖，调入蜂蜜，搅拌片刻，将煮好的茶水滤入杯中即可。

功效主治
清肝明目、降低血压，适用于便秘、高血压、目赤翳障等。

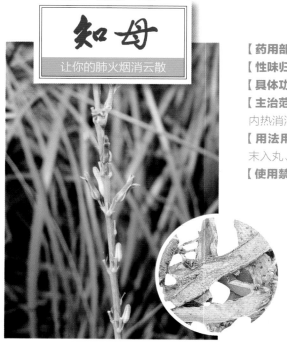

知母

让你的肺火烟消云散

【药用部分】知母的干燥根茎。
【性味归经】性寒，味苦；归肺、胃、肾经。
【具体功效】清热泻火、生津润燥。
【主治范围】外感热病、高热烦渴、肺热燥咳、内热消渴、肠燥便秘等。
【用法用量】水煎汤服用，6～12克；或研末入丸、散。
【使用禁忌】脾胃虚寒、大便溏泄者禁服。

【实用本草妙方】

肺热咳嗽，胸闷气短：知母、贝母各30克（为末），巴豆30枚（去油，研匀），每次2克，用姜3片，两面蘸药，细嚼咽下。

紫癜风疾：醋磨知母擦患处，每日3次。

石膏

高热烦渴的克星

【药用部分】硫酸盐类矿物石膏的矿石。
【性味归经】性大寒，味甘、辛；归肺、胃经。
【具体功效】清热泻火、除烦止渴。
【主治范围】高热烦渴、肺热喘咳、胃火亢盛、头痛、牙痛等。
【用法用量】水煎汤内服，15～60克（先煎）。
【使用禁忌】脾胃虚寒及血虚发热、阴虚发热者忌服。

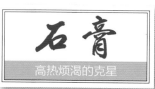

【实用本草妙方】

小儿身热：石膏30克、青黛3克，研为末，糕糊丸如龙眼大。每次服1丸，灯心汤化下。

热盛喘嗽：石膏60克、甘草（炙）15克，研为末。每次服9克，生姜、蜂蜜调下。

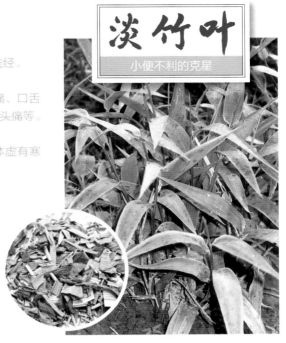

淡竹叶

小便不利的克星

【药用部分】淡竹叶的干燥茎叶。

【性味归经】性温，味苦；归肺、膀胱经。

【具体功效】清热除烦、利尿。

【主治范围】热病烦渴、小便赤涩淋痛、口舌生疮、口臭、牙痛、胃热、胃痛、上火头痛等。

【用法用量】煎汤内服，9～15克。

【使用禁忌】无实火、湿热者慎服。体虚有寒者应禁服。

【实用本草妙方】

劳累后饮冷水致发热： 淡竹叶500克、橘皮90克、水800毫升，煮400毫升，温服。3日1剂。

时行发黄： 淡竹叶300克（切）、小麦450克、石膏90克，水煎服，尽剂愈。

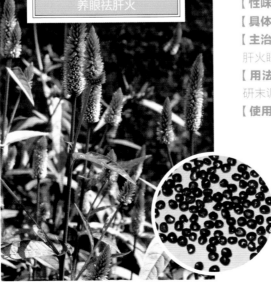

青葙子

养眼祛肝火

【药用部分】青葙的干燥成熟种子。

【性味归经】性微寒，味苦；归肝、脾经。

【具体功效】祛风热、清肝火、明目退翳。

【主治范围】肝热目赤、眼生翳膜、视物昏花、肝火眩晕等。

【用法用量】煎汤内服，3～15克。外用：研末调敷。

【使用禁忌】瞳孔散大、青光眼患者忌用。

【实用本草妙方】

鼻衄不止，眩晕： 青葙子汁5毫升，灌入鼻中。

风热泪眼： 青葙子25克，鸡肝100克，炖服。

清热解毒药

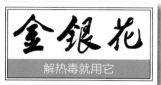

李时珍说："忍冬，茎叶及花，功用皆同。昔人称其治风除胀，解痢逐尸为要药，而后世不复知用，后世称其消肿散毒治疮为要药，而昔人并未言及。"

【**性味归经**】性寒，味甘；归肺、胃、心、脾、大肠经。
【**具体功效**】清热、解毒。

【**药用部分**】
忍冬的干燥花蕾。

【**主治范围**】发热、热毒血痢、痈疽、肿毒等。
【**用法用量**】煎汤内服，10 ～ 20 克；入丸、散。
【**使用禁忌**】脾胃虚寒及气虚疮疡脓清者慎服。

【**实用本草妙方**】

肿毒，已溃、未溃、或初起发热	身青作痛	脚气作痛，筋骨引痛
金银花自然汁半碗，煎至八分，服之，以滓敷患处。	金银花30克，水煎服。	金银花研为末，每次服6克，热酒调下。

【**养生药膳房**】

银花菊兰茶

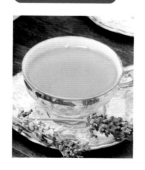

☆**所需材料**☆ 金银花 15 克、菊花 9 克、紫罗兰 6 克、蜂蜜适量

☆**制作方法**☆ 砂锅注水烧开，倒入菊花、金银花、紫罗兰，烧开后用小火煮约 10 分钟至药材析出有效成分。盛出煮好的药茶，调入蜂蜜即可。

功效主治
　　清热解毒、清肝明目，适用于痤疮、痈疽、目赤肿痛等。

马齿苋

路边天然的清热野菜

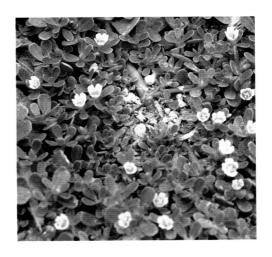

李时珍说："马齿苋所主诸病，皆只取其散血消肿之功也。颂曰：多年恶疮，百方不瘥，或痛不已者。捣烂马齿敷上，不过三、两遍。"

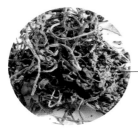

【药用部分】
马齿苋的干燥全草。

【性味归经】性寒，味酸；归大肠、脾、肝经。

【具体功效】清热解毒、凉血消肿。

【主治范围】热毒泻痢、热淋血淋、赤白带下、崩漏、痔血痛肿、丹毒、瘰疬、湿癣白秃等。

【用法用量】煎汤内服，干马齿苋 10 ~ 15 克，鲜马齿苋 30 ~ 60 克；绞汁用。外用：捣敷。

【使用禁忌】脾虚便溏者及孕妇慎服。

【实用本草妙方】

痔疮初起	小便热淋	阴肿痛极
马齿苋不拘鲜干，煮熟即食之或以汤熏洗。一月左右，其孔闭，即愈矣。	马齿苋绞汁服。	马齿苋捣烂敷贴患处。

【养生药膳房】

马齿苋瘦肉粥

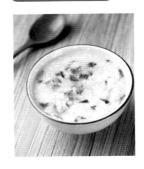

☆所需材料☆ 大米 100 克，马齿苋 30 克，肉末 40 克，盐、鸡粉各 1 克

☆制作方法☆ 砂锅注水，倒入大米，煮 30 分钟，倒入肉末，续煮至食材熟透，加入马齿苋，放入盐、鸡粉，再煮 5 分钟至入味，熄火后盛出即可。

功效主治
清热凉血、解毒消肿，适用于便血、尿血、痔疮肿痛等。

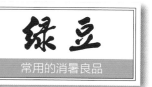

李时珍说："绿豆色绿，小豆之属木者也，通于厥阴、阳明。其性稍平，消肿治痘之功虽同赤豆，而压热解毒之力过之。且益气，浓肠胃，通经脉，无久服枯人之忌。但以作凉粉，造豆酒，或偏于冷，或偏于热，能致人病，皆人所为，非豆之咎也。"

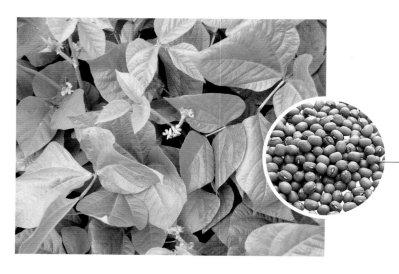

【药用部分】
绿豆的干燥成熟种子。

【性味归经】性凉，味甘；归心、胃经。

【具体功效】清热解毒、消暑。

【主治范围】暑热烦渴、青春痘、水肿、泻痢、丹毒、药毒、上火牙痛、口臭、便秘、口舌生疮等。

【用法用量】煎汤内服，25～50克；研末或生研绞汁。外用：研末调敷。

【使用禁忌】脾胃虚寒、滑肠泄泻者慎用。

【实用本草妙方】

疙气呕吐	霍乱吐利	暑月痱疮
绿豆粉9克、干胭脂1.5克，研匀，以新汲取的井水调服，一服立止。	绿豆粉、白糖各60克，新汲取的井水调服，即愈。	绿豆粉60克、滑石粉30克，和匀扑于皮肤。
杖疮疼痛	肿毒初起	解砒石毒
绿豆粉，炒研，以鸡蛋白调和，涂患处。	绿豆粉（炒黄黑色）、猪牙皂荚各30克，研为末，用米醋调敷患处。皮破者用油调。	绿豆粉、石膏等份，以板蓝根汁调服9克。

绿豆皮

【性味归经】性寒，味甘；归肺、肝经。

【具体功效】清暑止渴、利尿解毒、退目翳。

【主治范围】暑热烦渴、泄泻、痢疾、水肿、丹毒、目翳等。

绿豆芽

【性味归经】性寒，味甘；归心、胃经。

【具体功效】清热解毒、醒酒利尿。

【主治范围】醉酒、坏血病、口腔溃疡、消化道癌症、肥胖等。

【养生药膳房】

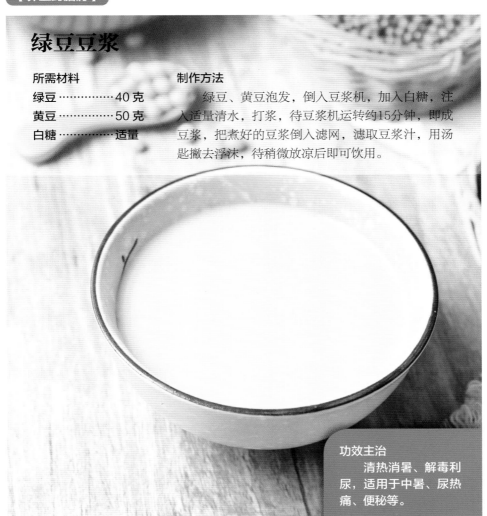

绿豆豆浆

所需材料

绿豆…………40克

黄豆…………50克

白糖…………适量

制作方法

绿豆、黄豆泡发，倒入豆浆机，加入白糖，注入适量清水，打浆，待豆浆机运转约15分钟，即成豆浆，把煮好的豆浆倒入滤网，滤取豆浆汁，用汤匙撇去浮沫，待稍微放凉后即可饮用。

功效主治

清热消暑、解毒利尿，适用于中暑、尿热痛、便秘等。

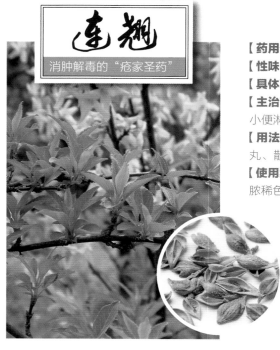

连翘
消肿解毒的"疮家圣药"

【**药用部分**】连翘的干燥果实。

【**性味归经**】性凉，微苦；归心、肝、胆经。

【**具体功效**】清热解毒、散结消肿。

【**主治范围**】丹毒、斑疹、痈疡肿毒、瘰疬、小便淋沥等。

【**用法用量**】煎汤内服，6～15克；研末入丸、散。外用：煎水洗。

【**使用禁忌**】脾胃虚弱、气虚发热、痈疽已溃、脓稀色淡者忌服。

【实用本草妙方】

瘰疬结核：连翘、芝麻等份，研为末，时时食之。

痔疮肿痛：连翘煎汤熏洗，后以刀上飞过绿矾入麝香贴之。

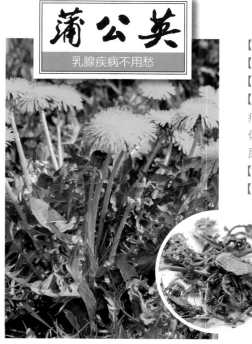

蒲公英
乳腺疾病不用愁

【**药用部分**】蒲公英的带根全草。

【**性味归经**】性寒，味苦、甘；归肝、胃经。

【**具体功效**】清热解毒、利尿散结。

【**主治范围**】急性乳腺炎、淋巴结炎、瘰疬、疔毒疮肿、急性结膜炎、感冒发热、急性扁桃体炎、急性支气管炎、胃炎、肝炎、胆囊炎、尿路感染等。

【**用法用量**】煎汤内服，15～50克。外用：捣敷。

【**使用禁忌**】大量可致缓泻。

【实用本草妙方】

乳痈红肿：蒲公英30克、忍冬藤60克。捣烂，水2杯，煎取1杯，食前服。

疳疮疔毒：蒲公英捣烂覆之；或捣汁，和酒煎服，发汗为宜。

【**药用部分**】光叶菝葜的根茎。

【**性味归经**】性平，味甘、淡；归肝、胃经。

【**具体功效**】清热除湿、泄浊解毒、通利关节。

【**主治范围**】梅毒、淋浊、泄泻、筋骨挛痛、脚气、痈肿、疮癣、瘰疬、瘿瘤及汞中毒等。

【**用法用量**】水煎内服，10～60克。外用：研末调敷。

【**使用禁忌**】肝肾阴虚者慎服。忌犯铁器，服时忌饮茶。

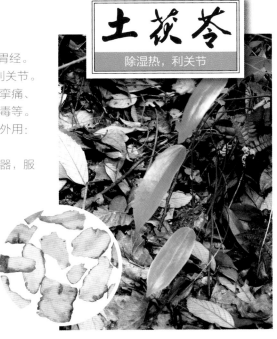

土茯苓
除湿热，利关节

【**实用本草妙方**】

杨梅毒疮：土茯苓120克，皂角子7个，水煎，代茶饮。

瘰疬溃烂：土茯苓切片或研末，水煎服或入粥内食之，须多食为妙。

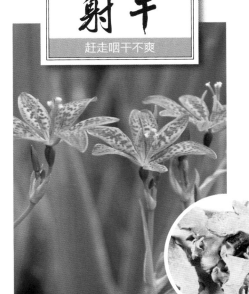

射干
赶走咽干不爽

【**药用部分**】射干的干燥根茎。

【**性味归经**】性微寒，味苦、辛；有小毒；归肺经。

【**具体功效**】清热解毒、利咽消痰、止咳、消肿散结。

【**主治范围**】咽喉肿痛、痰咳气喘、支气管炎等。

【**用法用量**】水煎服，3～6克。外用：鲜品适量，捣烂外敷。

【**使用禁忌**】脾胃虚弱者及孕妇慎服。

【**实用本草妙方**】

咽喉肿痛：射干花根、山豆根，阴干研末，吹喉部，有特效。

喉痹不通：射干1片，口含咽汁。

败酱草

祛痈消肿止痛强

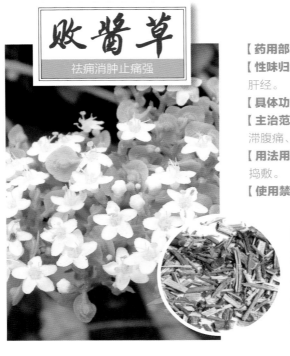

【药用部分】白花败酱的全草。

【性味归经】性微寒，味辛、苦；归胃、大肠、肝经。

【具体功效】清热解毒、排脓破瘀。

【主治范围】肠痈、下痢、赤白带下、产后瘀滞腹痛、目赤肿痛、痈肿疥癣等。

【用法用量】煎汤内服，15～25克。外用：捣敷。

【使用禁忌】久病、脾胃虚者忌用。

【实用本草妙方】

肠痈有脓： 薏苡仁30克、附子6克、败酱草15克，捣为末，每取1匙，水煎服。

产后腹痛： 败酱草150克，清水300毫升，煎煮至150毫升，分3次服。

白头翁

治温疟寒热，疗疔疮

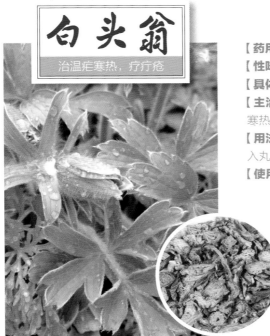

【药用部分】白头翁的干燥根。

【性味归经】性寒，味苦；归胃、大肠经。

【具体功效】清热解毒、凉血止痢、燥湿杀虫。

【主治范围】赤白痢疾、鼻衄、崩漏、血痔、寒热温疟等。

【用法用量】煎汤内服，15～30克；研末，入丸、散。外用：煎水洗、捣敷，或研末敷。

【使用禁忌】虚寒泻痢患者慎服。

【实用本草妙方】

热痢下重： 白头翁60克，黄连、黄柏、秦皮各90克，清水500毫升，煎煮至150毫升，分2次服。

下痢咽痛： 白头翁、黄连各30克，木香60克，清水400毫升，煎至200毫升，分3次服。

【药用部分】粗茎鳞毛蕨的叶柄残基。

【性味归经】性微寒，味苦、涩；归肝、胃经。

【具体功效】清热解毒、止血杀虫。

【主治范围】风热感冒、温热斑疹、吐血、衄血等。

【用法用量】煎汤内服，5~15克；或研末入丸、散。

【使用禁忌】阴虚内热及脾胃虚寒者不宜服用。

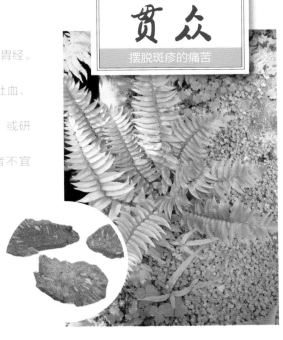

贯众

摆脱斑疹的痛苦

【实用本草妙方】

鼻衄不止：贯众根末适量，水送服3克。

女人血崩：贯众15克，煎酒服之，立止。

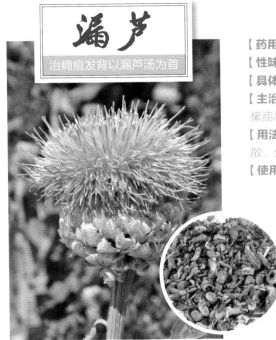

漏芦

治痈疽发背以漏芦汤为首

【药用部分】祁州漏芦的干燥根。

【性味归经】性寒，味苦、咸；归胃、大肠经。

【具体功效】清热解毒、消肿排脓、下乳。

【主治范围】痈疽发背、乳房肿痛、乳汁不通、瘰疬恶疮等。

【用法用量】煎汤服，7.5~15克；或入丸、散。外用：煎水洗或研调敷。

【使用禁忌】气虚、疮疡平塌不起者忌服。

【实用本草妙方】

腹中蛔虫：漏芦研为末，以饼和1匙，服之。

时泻痢，冷热不调：漏芦30克，杵为散，每次服3克；或以猪肝30克，入盐少许，以水同煮熟，空腹1次服。

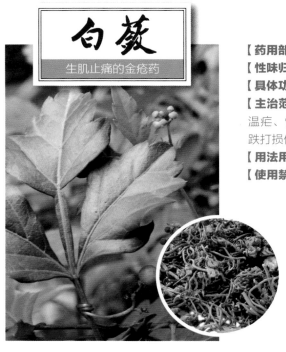

白蔹

生肌止痛的金疮药

【**药用部分**】白蔹的干燥块根。

【**性味归经**】性寒，味辛；归肺、肝经。

【**具体功效**】清热解毒、散结止痛、生肌敛疮。

【**主治范围**】疮疡肿毒、瘰疬、烫伤、湿疮、温疟、惊痫、血痢、肠风痔漏、白带异常、跌打损伤、外伤出血等。

【**用法用量**】煎汤服，3～10克。外用：捣敷。

【**使用禁忌**】阴疽及痈疮已溃者慎服。

【 **实用本草妙方** 】

疔疮初起：水调白蔹末，涂患处。

面鼻酒渣：白蔹、白石脂、杏仁各15克，研为末，鸡蛋白调涂患处，第二天早晨洗。

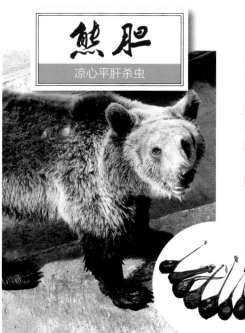

熊胆

凉心平肝杀虫

【**药用部分**】黑熊的胆囊。

【**性味归经**】性寒，味苦；归肝、胆、脾、胃经。

【**具体功效**】清热解毒、息风止痉。

【**主治范围**】湿热黄疸、暑湿泻痢、热病惊痫、痈肿、痔疮、目赤云翳等。

【**用法用量**】内服0.2～2.5克，入丸、散。外用：研末调敷或点眼。

【**使用禁忌**】虚证禁服。

【 **实用本草妙方** 】

赤目障翳：熊胆少许化开，入冰片1~2片，点眼。

风虫牙痛：熊胆9克、冰片1.2克，每次以猪胆汁调少许搽痛处。

秦皮
平肝而治眼病

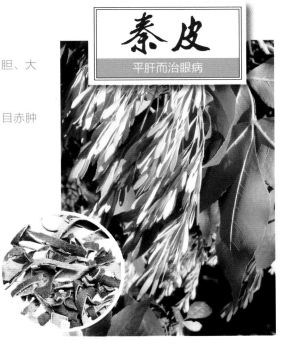

【药用部分】白蜡树的干燥树皮。

【性味归经】性寒，味苦、涩；归肝、胆、大肠经。

【具体功效】清热燥湿、收涩明目。

【主治范围】热痢、泄泻、赤白带下、目赤肿痛、目生翳膜等。

【用法用量】煎汤内服，7.5～15克。

【使用禁忌】脾胃虚寒者忌服。

【实用本草妙方】

赤眼生翳：秦皮30克、清水120毫升，煎煮至50毫升，澄清，日日温洗眼部。

眼暴肿痛：秦皮、黄连各30克，苦竹叶20克，水200毫升，煮取60毫升，食后温服。

蚤休
惊、痈、瘰皆宜

【药用部分】七叶一枝花的根茎。

【性味归经】性微寒，味苦；有小毒；归心、肝经。

【具体功效】清热解毒、消肿止痛、息风定惊。

【主治范围】痈肿、慢性气管炎、小儿惊风抽搐、蛇虫咬伤等。

【用法用量】煎汤服，5～15克。外用：捣敷。

【使用禁忌】用量不宜过大。

【实用本草妙方】

慢惊风抽搐，带有阳证者：蚤休末3克、天花粉（研末）6克，同于慢火上炒焦黄，研匀，每服2克，煎麝香薄荷汤调下。

中鼠莽毒：蚤休根，磨水服，即愈。

清热凉血药

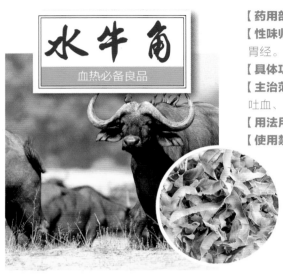

【**药用部分**】水牛的角。

【**性味归经**】性寒，味苦、咸；归心、肝、脾、胃经。

【**具体功效**】清热解毒、凉血定惊。

【**主治范围**】热病头痛、高热神昏、发斑发疹、吐血、衄血、瘀热发黄等。

【**用法用量**】煎汤内服，15～30克。

【**使用禁忌**】中虚胃寒者慎服。不宜大量服用。

【**实用本草妙方**】

大肠冷痢：牛角烧灰，粥饮服6克，1日2次。

大便下血：牛角1具，研末，浓煮豉汁送服，每次6克，1日3次。

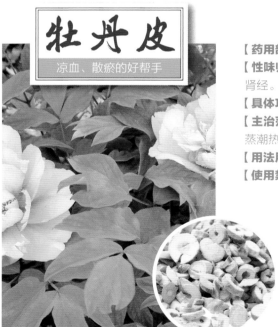

【**药用部分**】牡丹的根皮。

【**性味归经**】性微寒，味辛、苦；归心、肝、肾经。

【**具体功效**】清热凉血、活血散瘀。

【**主治范围**】发斑、吐衄、热伏阴分发热、骨蒸潮热、血滞经闭、痛经、痈肿疮毒等。

【**用法用量**】煎汤内服，6～9克；入丸、散。

【**使用禁忌**】血虚、月经多的妇女及孕妇禁服。

【**实用本草妙方**】

疝偏坠，气胀不能动者：牡丹皮、防风等份，为末，酒服6克，甚效。

伤损瘀血：牡丹皮60克、虻虫21枚，一同熬煮后捣末。每日早晨温酒送服1匙。

赤芍

行血中之滞

【药用部分】川赤芍的根。

【性味归经】性微寒，味苦；归肝经。

【具体功效】清热凉血、活血祛瘀。

【主治范围】温毒发斑、吐血衄血、肠风下血、目赤肿痛、闭经、痛经、崩带淋浊、瘀滞胁痛、癥瘕积聚、跌仆损伤等。

【用法用量】煎汤内服，4～10克；入丸、散。

【使用禁忌】血虚无瘀之证及痈疽溃者慎服。

【实用本草妙方】

小便五淋：赤芍30克、槟榔1个（面裹煨），研末。每服3克，清水200毫升，煎至140毫升，空腹服。

衄血不止：赤芍研末，每次3克，温水送服。

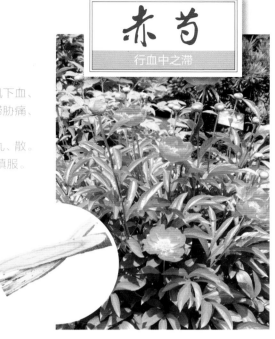

玄参

凉血解毒退潮热

【药用部分】玄参的干燥根。

【性味归经】性微寒，味苦、甘、微咸；归肺、胃、肾经。

【具体功效】凉血、滋阴降火、解毒。

【主治范围】温热病热入营血、身热、烦渴、舌绛、发斑、骨蒸劳嗽等。

【用法用量】煎汤内服，9～15克；入丸、散。外用：捣敷或研末调敷。

【使用禁忌】脾虚便溏或有湿者禁服。

【实用本草妙方】

年久瘰：生玄参，捣敷患处，每日换2次药。

发斑咽痛：玄参、升麻、甘草各15克。清水600毫升，煎至300毫升，温服。

清热燥湿药

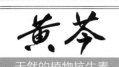

天然的植物抗生素

李时珍说："黄芩能入手少阴阳明、手足太阴少阳六经矣。盖黄芩气寒味苦，色黄带绿，苦入心，寒胜热，泻心火，治脾之湿热，一则金不受刑，一则胃火不流入肺，即所以救肺也。"

【性味归经】性寒，味苦；归肺、胆、脾、大肠、小肠经。

【具体功效】清热燥湿、泻火解毒、止血安胎。

【药用部分】
黄芩的干燥根。

【主治范围】暑温、胸闷呕恶、湿热泻痢等。

【用法用量】煎汤内服，5～15克；入丸、散。

【使用禁忌】脾肺虚热者忌用。

【实用本草妙方】

吐衄下血	血淋热痛	眉眶作痛，风热有痰
黄芩90克、清水250毫升，煎至125毫升，温服。	黄芩30克，水煎温服。	黄芩（酒浸）、白芷等份，研末，每次服6克，茶送下。

【养生药膳房】

黄芩黄连升麻茶

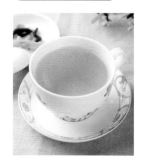

☆所需材料☆ 黄芩、黄连各6克，升麻10克

☆制作方法☆ 砂锅中注入适量清水烧开，倒入备好的药材，用小火煮约20分钟至其析出有效成分，熄火后盛出煮好的药茶，滤入杯中即可。

功效主治
　　清热解毒、燥湿透疹，适用于麻疹不透、胸闷恶心等。

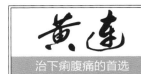

治下痢腹痛的首选

李时珍说："黄连，治目及痢为要药。古方治痢：姜连散，用干姜、黄连……治消渴，用酒蒸黄连，治伏暑，用酒煮黄连……皆是一冷一热，一阴一阳，寒因热用，热因寒用，君臣相佐，阴阳相济……"

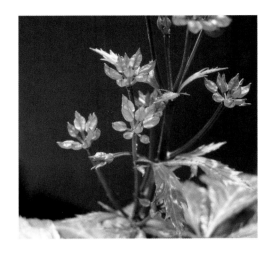

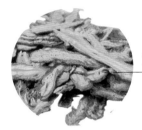

【药用部分】黄连的根茎。

【性味归经】性寒，味苦；归心、脾、胃、肝、胆、大肠经。

【具体功效】清热泻火、燥湿、解毒。

【主治范围】热病邪入心经之高热、烦躁、谵妄、湿热胸痞、泄泻等。

【用法用量】煎汤内服，1.5～3克；研末，每次0.3～0.6克；入丸、散。

【使用禁忌】胃虚呕恶、脾虚泄泻者应慎服。

【实用本草妙方】

热毒赤痢	痢痔脱肛
黄连（切，瓦焙令焦）、当归各30克（焙），研末，入麝香少许，每服6克，陈米饮下。	冷水调黄连末涂患处。

【养生药膳房】

黄连银花车前茶

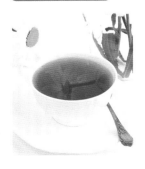

☆所需材料☆ 黄连5克，金银花、车前草各9克，蜂蜜适量

☆制作方法☆ 砂锅中注入适量清水烧开，倒入备好的药材，盖上盖，用小火煮约20分钟至其析出有效成分，熄火后盛出药茶，滤入杯中，调入蜂蜜即可。

功效主治
清热解毒、燥湿止带，适用于小便热痛、白带异常等。

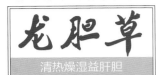

龙胆草

清热燥湿益肝胆

李时珍说："相火寄在肝胆，有泻无补，故龙胆之益肝胆之气，正以其能泻肝胆之邪热也。但大苦大寒，过服恐伤胃中生发之气，反助火邪，亦久服黄连反从火化之义。"

【性味归经】性寒，味苦；有毒；归心、肺经。
【具体功效】清热燥湿、止痛、杀虫。

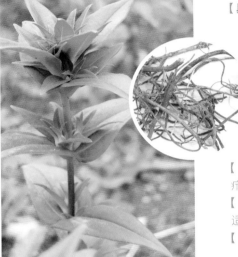

【药用部分】
龙胆的根和根茎。

【主治范围】痢疾、胃痛、白带过多、湿疹、疮疖顽癣等。
【用法用量】炒黑研末，每次5克，内服。外用：适量，研末，煎水洗；或用其干馏油制成软膏搽。
【使用禁忌】阳虚体质应忌食或少食。

【实用本草妙方】

劳疸，因劳而得	盗汗	蛔虫攻心刺痛，吐清水
龙胆草30克、苦参90克，研末，以牛胆汁和丸如梧桐子大，每次5丸，每日3次。	龙胆草研末，每次服3克，猪胆汁30毫升，点入温酒少许调服。	龙胆草30克，清水400毫升，煎煮至200毫升，隔宿勿食，第二天早晨1次服用。

【养生药膳房】

车前龙胆草茶

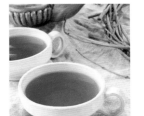

☆所需材料☆ 车前草25克，龙胆草20克

☆制作方法☆ 砂锅中加入适量清水烧开，放入备好的车前草、龙胆草，搅散。盖上盖，大火烧开后转小火煮约10分钟。揭盖，搅拌片刻，熄火后滤出药茶，装入杯中即可。

功效主治
　　清热利尿、杀虫止痒，适用于尿道炎、小便不利等。

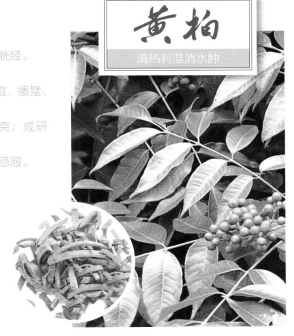

黄柏

清热利湿消水肿

【**药用部分**】黄檗的树皮。

【**性味归经**】性寒，味苦；归肾、膀胱经。

【**具体功效**】清热燥湿、泻火解毒。

【**主治范围**】热痢、泄泻、消渴、黄疸、痿躄、梦遗、淋浊、痔疮等。

【**用法用量**】煎汤内服，7.5～15克；或研末入丸、散。

【**使用禁忌**】脾虚泄泻、胃弱食少者忌服。

【**实用本草妙方**】

痔漏，下血不止：黄柏100克炙干切研，和米饭一起做丸如梧桐子大，每次服100丸，温酒送下。

心脾有热，舌颊生疮：黄柏、细辛等份，研末，以蔷薇根汁调涂，立效。

苦参

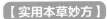善杀虫的燥湿药

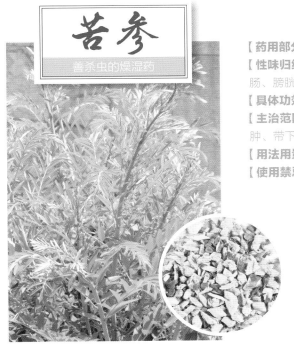

【**药用部分**】苦参的干燥根。

【**性味归经**】性寒，味苦；归心、肝、胃、大肠、膀胱经。

【**具体功效**】清热燥湿、祛风杀虫。

【**主治范围**】湿热泻痢、肠风便血、黄疸、水肿、带下、阴痒、疥癣等。

【**用法用量**】煎汤内服，3～10克；入丸、散。

【**使用禁忌**】脾胃虚寒者禁服。

【**实用本草妙方**】

血痢不止：苦参炒焦研末，以水糊丸如梧桐子大，每服15丸，米汤下。

脱肛：苦参、五倍子、陈壁土等份，煎汤洗之，以木贼末敷之。

清虚热药

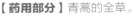

青蒿
酷暑必备泻热良品

【**药用部分**】青蒿的全草。
【**性味归经**】性寒，味苦；归肝、胆经。
【**具体功效**】清热除蒸。
【**主治范围**】暑热、疟疾、黄疸等。
【**用法用量**】水煎后下，6～12克。
【**使用禁忌**】产后血虚、内寒作泻者勿用。

【**实用本草妙方**】

虚劳盗汗：青蒿500克（取汁熬膏），入人参末、麦冬末各30克，熬至可做成丸，如梧桐子大，食后米汤送服20丸，名青蒿丸。

鼻中衄血：青蒿捣汁服之，并塞鼻中，极验。

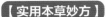

白薇
赶走阴虚潮热

【**药用部分**】白薇的干燥根及根茎。
【**性味归经**】性寒，味苦、咸；归胃、肝、肾经。
【**具体功效**】清热凉血、利尿通淋、解毒疗疮。
【**主治范围**】温邪伤营发热、阴虚发热、骨蒸劳热等。
【**用法用量**】煎汤内服，7.5～15克；或研末入丸、散。
【**使用禁忌**】血热相宜，血虚则忌。

【**实用本草妙方**】

肺实鼻塞，不知香臭：白薇、贝母、款冬花各30克，百部60克，研末，每服3克，米汤送服。

血淋热淋：白薇、芍药各30克，研末，酒送服1匙，每日3次。

第五章

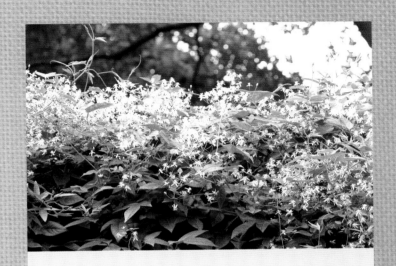

祛风治湿药

　　祛风湿药多辛香苦燥走散，具有祛风除湿、温经散寒、活血行气、通痹止痛、补益肝肾、杀虫止痒等作用，部分药物还具有通经络、强筋骨等作用。

　　化湿药大多气味芳香，主要适用于湿困脾胃、身体倦怠、脘腹胀闷、胃纳不馨、大便溏薄、舌苔白腻等症。此外，对湿温、暑温诸证亦有治疗作用。

　　利水渗湿药能通利小便，具有排除停蓄体内水湿之邪的作用，可以解除由水湿停蓄引起的各种病症。

祛风湿药

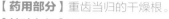

散寒利关节

【**药用部分**】重齿当归的干燥根。

【**性味归经**】性微温，味辛、苦；归肾、膀胱经。

【**具体功效**】祛风、散寒、止痛。

【**主治范围**】风寒湿痹、腰膝酸痛、头痛齿痛、类风湿性关节炎、肩周炎、膝关节炎等。

【**用法用量**】煎汤内服，5～15克；入丸、散。

【**使用禁忌**】阴虚血燥者慎服。

【 **实用本草妙方** 】

中风口噤，通身冷，昏迷： 独活 120 克，酒 200 毫升，煎取 100 毫升服。

风牙肿痛： 独活煮酒，热漱之。

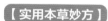

关节酸痛，一网打尽

【**药用部分**】威灵仙的干燥根及根茎。

【**性味归经**】性温，味辛、咸、微苦；归膀胱、肝经。

【**具体功效**】祛风湿、通经络。

【**主治范围**】痛风、顽痹、腰膝冷痛、脚气、疟疾、破伤风、扁桃体炎等。

【**用法用量**】煎服，6～9克；入丸、散；泡酒饮。

【**使用禁忌**】气虚血弱、无风寒湿邪者忌服。

【 **实用本草妙方** 】

破伤风： 威灵仙15克、独头蒜1个、香油3毫升，同捣烂，热酒冲服，汗出即愈。

大肠冷积： 威灵仙末适量，以蜜糊丸如梧桐子大，生姜汤送服10～20丸。

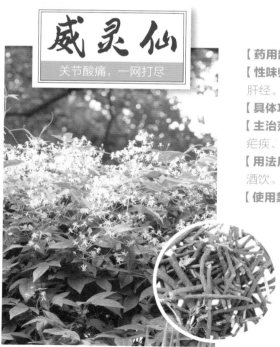

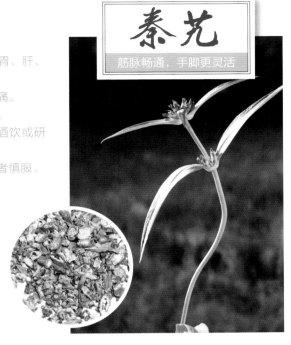

【药用部分】秦艽的根。

【性味归经】性微寒，味苦、辛；归胃、肝、胆经。

【具体功效】祛风湿、清湿热、止痹痛。

【主治范围】风湿痹痛、骨节酸痛等。

【用法用量】煎服，5～10克；泡酒饮或研末入丸。

【使用禁忌】久痛虚羸、溲多、便溏者慎服。

【实用本草妙方】

暴泻引饮：秦艽60克、甘草（炙）15克，共研为末，每次取9克，水煎代茶饮。

小便艰难：秦艽30克，水1杯，煎取半杯，分2次服。

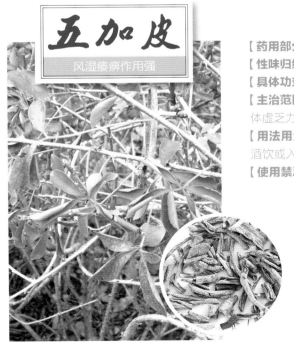

【药用部分】细柱五加的根皮。

【性味归经】性温，味辛、苦；归肝、肾经。

【具体功效】祛风湿、补肝肾、强筋骨。

【主治范围】风湿痹痛、筋骨痿软、小儿行迟、体虚乏力、水肿、脚气等。

【用法用量】煎服，6～9克，鲜品加倍；泡酒饮或入丸、散。外用：煎水熏洗或研末敷贴。

【使用禁忌】阴虚火旺者慎服。

【实用本草妙方】

骨节皮肤肿湿疼痛：五加皮（酒浸）、远志（去心，酒浸，春秋三日，夏两日，冬四日）各120克，晒干研末，以浸酒糊丸如梧桐子大，每次服40～50丸，空腹温酒送服。

化 湿 药

藿香
祛暑湿的芳香药

李时珍说："杲曰：芳香之气助脾胃，故藿香能止呕逆，进饮食。好古曰：手、足太阴之药。故入顺气乌药散，则补肺；入黄、四君子汤，则补脾也。"

【性味归经】性微温，味辛；归肺、脾、胃经。
【具体功效】和中辟秽、发表祛湿。
【主治范围】湿浊中阻、感冒暑湿、寒热、头痛等。

【药用部分】
藿香的全草。

【用法用量】煎汤内服，7.5 ~ 15 克；或入丸、散。外用：煎水含漱，或烧存性研末调敷。
【使用禁忌】阴虚火旺、胃热作呕作胀者禁用。

【实用本草妙方】

霍乱吐泻	暑月吐泻	香口去臭
藿香叶、陈皮各 15 克，水两盏，煎一盏，温服。	滑石（炒）60 克、藿香 7.5 克、丁香 1.5 克，研末，每服 3 ~ 6 克，水调服。	藿香洗净，煎汤，时时漱口。

【养生药膳房】

荷叶藿香饮

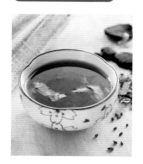

☆所需材料☆ 藿香10克、荷叶5克
☆制作方法☆ 砂锅中注入适量清水烧热，倒入备好的藿香、荷叶，盖上锅盖，大火烧开后转小火煮30分钟至药材析出有效成分，揭开锅盖，熄火后将煮好的药汤盛入碗中。

功效主治
除湿解暑、降逆止呕，适用于中暑、胸闷呕恶等。

砂仁

醒脾调胃助消化

李时珍说："按韩《医通》云：肾恶燥，以辛润之。缩砂仁之辛，以润肾燥。又云：缩砂属土，主醒脾调胃，引诸药归宿丹田。香而能窜，和合五脏冲和之气，如天地以土为冲和之气……"

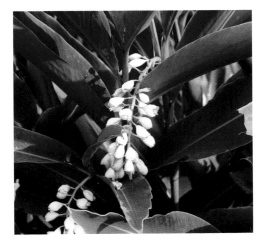

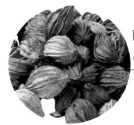

【药用部分】
阳春砂或缩砂的成熟果实或种子。

【性味归经】性温，味辛；归脾、胃经。

【具体功效】行气调中、和胃醒脾。

【主治范围】腹痛、腹部胀气、胃口欠佳、消化不良、反胃、呕吐、呃逆不止等。

【用法用量】煎汤内服（不宜久煎），2.5～10克；或入丸、散。

【使用禁忌】湿热、阴虚体质者应忌食。

【实用本草妙方】

痰气膈胀	上气咳逆	冷滑下痢
砂仁捣碎，以萝卜汁浸透，焙干研末，每服3～6克，开水送服。	砂仁（洗净，炒研）、生姜（连皮）等份，捣烂，热酒泡服。	砂仁、炮附子、干姜、厚朴、陈皮等份，研末，与饭为丸如梧桐子大，每服40丸，每日2次。

【养生药膳房】

砂仁鲫鱼

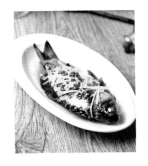

☆所需材料☆ 洗净鲫鱼350克，砂仁12克，姜丝、葱花、蒜末各少许，盐3克，鸡粉2克，胡椒粉、食用油各适量

☆制作方法☆ 鲫鱼用油煎至两面微黄，加入蒜末、姜丝、清水、砂仁，煮15分钟，调入盐、鸡粉、胡椒粉，略煮片刻至食材入味，撒上葱花即成。

功效主治
行气和中、除湿止呕，适用于消化不良、反胃呕吐等。

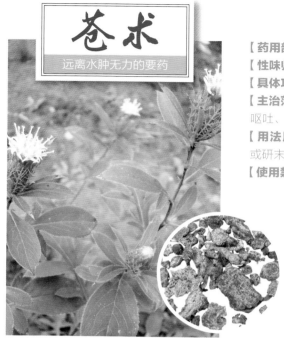

苍术

远离水肿无力的要药

【**药用部分**】南苍术或北苍术等的根茎。

【**性味归经**】性温，味辛、苦；归脾、胃经。

【**具体功效**】健脾、燥湿、解郁、辟秽。

【**主治范围**】湿盛困脾、倦怠嗜卧、饮食欠佳、呕吐、呃逆、头重如裹等。

【**用法用量**】煎汤内服，7.5～15克；熬膏或研末入丸、散。

【**使用禁忌**】阴虚内热、气虚多汗者忌服。

【实用本草妙方】

飧泻久痢： 苍术60克、川椒30克，研为末，醋糊丸如梧桐子大，每次20丸，温水送服。

肠风下血： 苍术适量，以皂角浓汁浸一夜，煮干焙研为末，面糊丸如梧桐子大，每服50丸，每日3次。

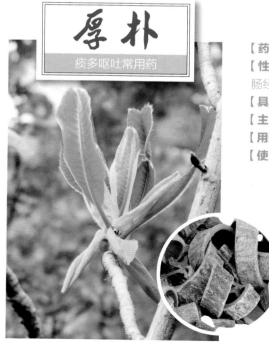

厚朴

痰多呕吐常用药

【**药用部分**】厚朴或凹叶厚朴的树皮或根皮。

【**性味归经**】性温，味辛、苦；归脾、胃、大肠经。

【**具体功效**】温中、下气、燥湿、消痰。

【**主治范围**】反胃、呕吐、宿食不消等。

【**用法用量**】煎汤内服，5～15克；或入丸、散。

【**使用禁忌**】孕妇慎用。

【实用本草妙方】

腹泻水谷久不愈者： 厚朴15克、黄连9克、水250毫升，煎至80毫升，空腹服。

脾气不调，肾气混浊： 用厚朴（姜汁炙）30克、白茯苓3克，水、酒各1碗，煎至1碗，温水送服。

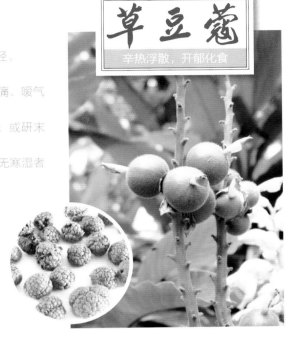

草豆蔻

辛热浮散，开郁化食

【药用部分】草豆蔻的种子。

【性味归经】性温，味辛；归脾、胃经。

【具体功效】燥湿健脾、温胃止呕。

【主治范围】寒湿内阻、脘腹胀满冷痛、嗳气呕逆等。

【用法用量】煎汤内服，4～7.5克；或研末入丸、散。

【使用禁忌】阴虚血少、津液不足、无寒湿者忌服。

【实用本草妙方】

心腹胀满短气：草豆蔻30克，去皮研末，以木瓜生姜汤调服1.5克。

霍乱烦渴：草豆蔻、黄连各4.5克，乌豆50粒，生姜3片，水煎服。

白豆蔻

祛除脾胃水湿

【药用部分】白豆蔻的成熟果实。

【性味归经】性温，味辛；归肺、脾、胃经。

【具体功效】化湿行气、温中止呕、开胃消食。

【主治范围】湿阻气滞、脾胃不和、脘腹胀满、痰多恶心等。

【用法用量】煎汤内服，3～10克；或研末入丸、散。

【使用禁忌】阴虚血燥者禁服。

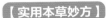

【实用本草妙方】

胃冷恶心：白豆蔻3枚，捣细，好酒一盏，温服，饮数服为佳。

产后呃逆：白豆蔻、丁香各15克，研细，桃仁汤送服3克，少顷再服。

利水渗湿药

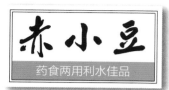

李时珍说："赤小豆，小而色赤，心之谷也。其性下行，通乎小肠，能入阴分，治有形之病。故行津液，利小便，消胀除肿止吐，而治下痢肠，解酒病，除寒热痈肿，排脓散血……"

【性味归经】性平，味甘、酸；归心、小肠经。
【具体功效】利水消肿、清热退黄、解毒消痈。
【主治范围】水肿、脚气、黄疸、淋病、便血等。

【药用部分】
赤小豆的种子。

【用法用量】煎汤内服，10 ～ 30 克；入散剂。外用：生研调敷或煎水洗。
【使用禁忌】阴虚津伤者慎用，过剂可渗利伤津。

【实用本草妙方】

热毒下血，或因食热物发动	腮颊热肿	痘后痈毒
赤小豆末，水服 1 匙。	赤小豆末，或加芙蓉叶末，以蜂蜜调匀，涂于患处。	赤小豆末，鸡蛋清调匀，涂敷患处。

【养生药膳房】

桂圆红豆汤

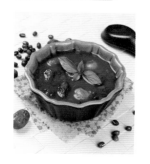

☆**所需材料**☆ 桂圆肉30克、红枣50克、水发红豆150克、冰糖20克

☆**制作方法**☆ 砂锅注水烧开，放入桂圆肉、红枣和水发红豆，煮60分钟，放入冰糖，煮至糖溶化，熄火后盛出煮好的汤，装在碗中即可。

功效主治
　　调补气血、利水消肿，适用于气血不调、面色苍白、水肿等。

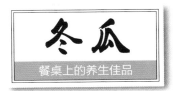

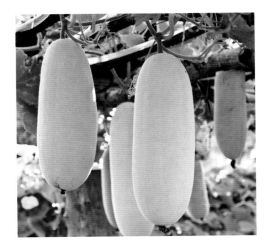

《食疗本草》载："热者食之佳，冷者食之瘦人。煮食练五脏，为其下气故也。欲得体瘦轻健者，则可长食之；若要肥，则勿食也。"

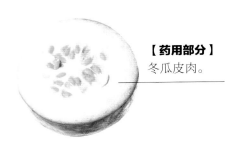

【药用部分】
冬瓜皮肉。

【性味归经】性凉，味甘、淡；归肺、大肠经。
【具体功效】清热利水、消肿利尿。
【主治范围】水肿、小便不利、肝硬化腹水、水湿泄泻、尿赤热痛、疮痈肿毒等。
【用法用量】煎汤内服，15 ~ 30 克。
【使用禁忌】因营养不良而致虚肿者慎用。

【实用本草妙方】

消渴骨蒸	小儿渴利	水肿烦渴，小便少
大冬瓜1个去瓤，入黄连末填满，安瓮内，待瓜软烂，做丸如梧桐子大，每服30丸，煎冬瓜汤下。	冬瓜汁饮之。	冬瓜白瓤，水煎汁，淡饮之。

【养生药膳房】

冬瓜连皮粥

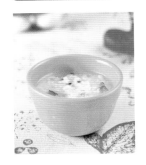

☆**所需材料**☆ 水发大米200克、冬瓜50克、盐2克
☆**制作方法**☆ 冬瓜洗净切小块。砂锅注水，倒入水发大米，盖上盖，用大火煮开后转小火煮至食材熟透，揭盖，放入冬瓜。盖上盖，续煮15分钟，揭盖，放入盐，拌匀调味，熄火后盛出即可。

功效主治
清热利尿、利水消肿，适用于水肿、小便不利等。

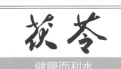

茯苓

健脾而利水

李时珍说："茯苓本草又言利小便，伐肾邪。至李东垣、王海藏乃言小便多者能止，涩者能通，同朱砂能秘真元。"

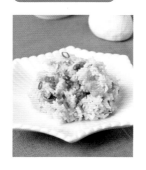

【性味归经】性平，味甘、淡；归心、肺、脾、肾经。
【具体功效】利水渗湿、健脾和胃、宁心安神。

【药用部分】
茯苓的菌核。

【主治范围】小便不利、水肿胀满、脾虚食少、泄泻、心悸不安、失眠健忘、遗精白浊等。
【用法用量】煎汤内服，10～15克；入丸、散。
【使用禁忌】阴虚而无湿热、虚寒滑精、气虚下陷者慎服。

【实用本草妙方】

心虚梦泄或白浊	下虚消渴	飧泻滑痢不止
茯苓末6克，米汤调下，每日2次。	茯苓、黄连各500克，研末，天花粉糊丸如梧桐子大，每次50丸，温水送服。	茯苓30克、木香（煨）15克，研末，每次6克，紫苏木瓜汤送服。

【养生药膳房】 **茯苓蒸排骨**

☆所需材料☆ 排骨段130克，糯米150克，茯苓粉20克，姜末、葱花、料酒各少许，盐、鸡粉各2克

☆制作方法☆ 排骨段加茯苓粉、姜末、盐、料酒、鸡粉、糯米拌匀，放入蒸笼内蒸至食材熟透，取出蒸好的排骨，撒上葱花即可。

功效主治
补中益气、健脾祛湿，适用于体虚无力、水肿等。

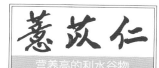

营养高的利水谷物

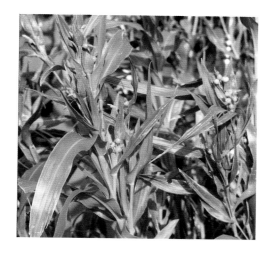

李时珍说："薏苡仁属土，阳明药也，故能健脾益胃。虚则补其母，故肺痿、肺痈用之。筋骨之病，以治阳明为本，故拘挛筋急风痹者用之。土能胜水除湿，故泄痢水肿用之。"

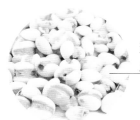

【药用部分】
薏苡仁的干燥成熟种仁。

【性味归经】性凉，味甘、淡；归脾、肺、肾经。

【具体功效】健脾渗湿、除痹止泻、清热排脓。

【主治范围】水肿、脚气、小便不利、湿痹拘挛、脾虚泄泻、肺痈、肠痈、扁平疣等。

【用法用量】煎汤内服，15 ~ 50 克；或研末入丸、散剂。

【使用禁忌】脾虚无湿、大便燥结者及孕妇慎服。

【实用本草妙方】

补正气，利肠胃	消渴饮水	肺痿，咳唾脓血
薏苡仁研末，同粳米煮粥，每日食。	薏苡仁煮粥食用。	薏苡仁300克（杵破）、清水250毫升，煎煮至125毫升，加入酒少许，服之。

【养生药膳房】

绿豆薏苡仁薄荷汤

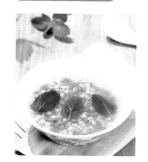

☆所需材料☆ 绿豆、薏苡仁各100克，鲜薄荷叶3克，冰糖适量

☆制作方法☆ 砂锅注水烧开，倒入绿豆、薏苡仁，煮至食材熟软，揭开盖，倒入鲜薄荷叶，煮至香气散出，加入适量冰糖，煮至溶化，熄火后盛出即可。

功效主治
　　清热解毒、利水消肿，适用于痤疮、水肿、便秘等。

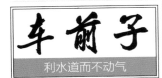

车前子

利水道而不动气

李时珍说："欧阳公常得暴下病，国医不能治。夫人买市人药一帖，进之而愈。力叩其方，则车前子一味为末，米饮服二钱匕。云此药利水道而不动气，水道利则清浊分，而谷藏自止矣。"

【性味归经】 性微寒，味甘；归肝、肾、肺、小肠经。
【具体功效】 清热利尿、渗湿通淋、明目、祛痰。

【药用部分】
车前的成熟种子。

【主治范围】 水肿胀满、热淋涩痛、暑湿泄泻、目赤肿痛、痰热咳嗽等。
【用法用量】 煎汤内服，9～15克，宜包煎。
【使用禁忌】 本品性寒滑利，肾虚精滑、寒证者与孕妇忌服。

【实用本草妙方】

小便血淋作痛	阴下痒痛	石淋作痛
车前子晒干为末，每服6克，车前叶煎汤下。	车前子煮汁频洗。	车前子100克，装绢袋，水600毫升，煮取250毫升，服之。

【养生药膳房】

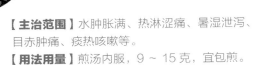

车前子茶

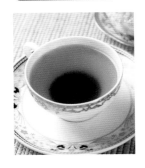

☆**所需材料**☆ 车前子10克
☆**制作方法**☆ 砂锅中注入适量清水烧开，倒入备好的车前子，搅拌均匀。盖上盖，用小火煮约30分钟至其析出有效成分。揭盖，熄火后盛出煮好的茶水，装入杯中，趁热饮用即可。

功效主治
　　清热利尿、渗湿消肿，适用于小便不利、水肿等。

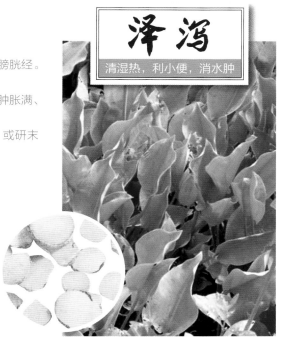

泽泻

清湿热，利小便，消水肿

【**药用部分**】泽泻的块茎。

【**性味归经**】性寒，味甘、淡；归肾、膀胱经。

【**具体功效**】利水渗湿、泄热通淋。

【**主治范围**】小便不利、热淋涩痛、水肿胀满、泄泻、痰饮眩晕、遗精等。

【**用法用量**】煎汤内服，6 ～ 12 克；或研末入丸、散。

【**使用禁忌**】肾虚精滑无湿热者禁服。

【**实用本草妙方**】

水湿肿胀：白术、泽泻各 30 克，研末，或为丸，每次服 9 克，茯苓汤送服。

冒暑霍乱，小便不利：泽泻、白术、白茯苓各 9 克，姜 5 片，灯心草 10 根，水煎温服。

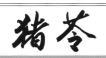

猪苓

开腠理，利小便

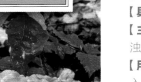

【**药用部分**】猪苓的干燥菌核。

【**性味归经**】性平，味甘、淡；归肾、膀胱经。

【**具体功效**】利水渗湿。

【**主治范围**】小便不利、水肿胀满、泄泻、淋浊、带下、脚气水肿等。

【**用法用量**】煎汤内服，10 ～ 15 克；或研末入丸、散。

【**使用禁忌**】无水湿者忌服，以免伤阴。

【**实用本草妙方**】

通身肿满，小便不利：猪苓 150 克，研末，每次 1 匙，温水送服，每日 3 次。

小儿秘结：猪苓 30 克，鸡屎白 3 克，加清水少许煮之，温服，立通。

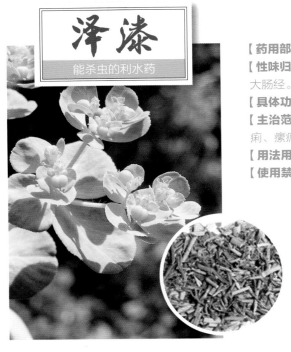

泽漆

能杀虫的利水药

【**药用部分**】泽漆的全草。

【**性味归经**】性微寒，味辛、苦；归肺、小肠、大肠经。

【**具体功效**】利水消肿、化痰止咳、解毒杀虫。

【**主治范围**】水气肿满、痰饮喘咳、疟疾、菌痢、瘰疬等。

【**用法用量**】煎汤内服，3~9克；熬膏。

【**使用禁忌**】气血虚弱和脾胃虚者慎用。

【 实用本草妙方 】

脚气赤肿，行步脚痛：泽漆、金银花、露蜂房等份，每次取30克，水5碗，煎至3碗，熏洗。

牙齿疼痛：泽漆适量，研烂，汤泡取汁，含漱吐涎。

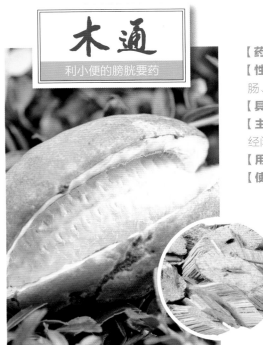

木通

利小便的膀胱要药

【**药用部分**】木通的木质茎。

【**性味归经**】性微寒，味甘；有毒；归心、小肠、膀胱经。

【**具体功效**】泻火行水、通利血脉。

【**主治范围**】小便赤涩不利、胸中烦热、妇女经闭等。

【**用法用量**】煎汤内服，5~10克；入丸、散。

【**使用禁忌**】用量不宜过大。

【 实用本草妙方 】

心热尿赤，面赤唇干，切牙口渴：木通、生地黄、炙甘草等份，研末，每服9克，入淡竹叶7片，水煎服。

喉痹咽痛：木通适量，浓煎含咽。

第六章

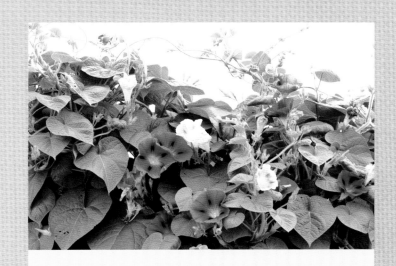

消食泻下药

消食药能消食化积，有的药物还有健脾开胃的作用，可以达到消除宿食积滞及其所引起的各种证候的目的，促使脾胃功能恢复。

泻下药的主要功用，大致可分为三点：一为通利大便，以排除肠道内的宿食积滞或燥便；二为清热泻火，使实热壅滞通过泻下而解除；三为逐水退肿，使水邪从大小便排出，以达到驱除停饮、消退水肿的目的。

消 食 药

山楂

健胃消食的灵丹妙药

李时珍说：“凡脾弱食物不克化，胸腹酸刺胀闷者，于每食后嚼二、三枚，绝佳。但不可多用，恐反克伐也。《物类相感志》言：煮老鸡、硬肉，入山楂数颗即易烂。则其消肉积之功……”

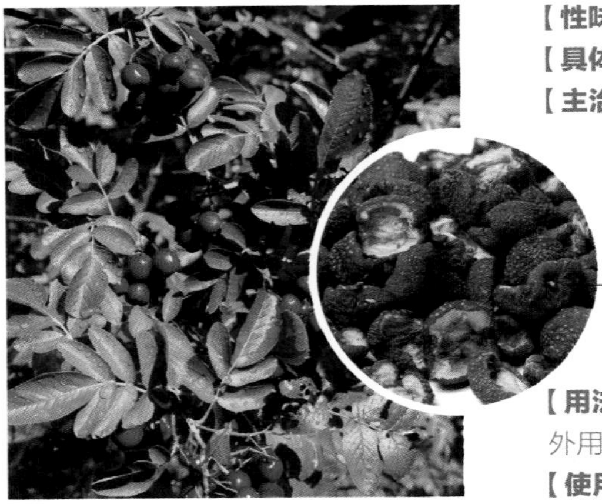

【性味归经】性微温，味酸、甘；归脾、胃、肝经。

【具体功效】消食健胃、行气散瘀。

【主治范围】饮食积滞、脘腹胀痛、泄泻痢疾等。

【药用部分】

山楂或野山楂的果实。

【用法用量】煎汤内服，3 ~ 10 克；入丸、散。外用：煎水洗或捣敷。

【使用禁忌】脾胃虚弱者及孕妇慎服。

【实用本草妙方】

食肉不消	偏坠疝气	老人腰痛及腿痛
山楂肉 120 克，水煮食之，并饮其汁。	山楂肉、茴香（炒）各 30 克，研末，糊丸如梧桐子大，每次服 100 丸。	山楂、鹿茸（炙）等份，研末，蜜丸如梧桐子大，每次服 100 丸，每日 2 次。

【养生药膳房】

荷叶山楂薏苡仁茶

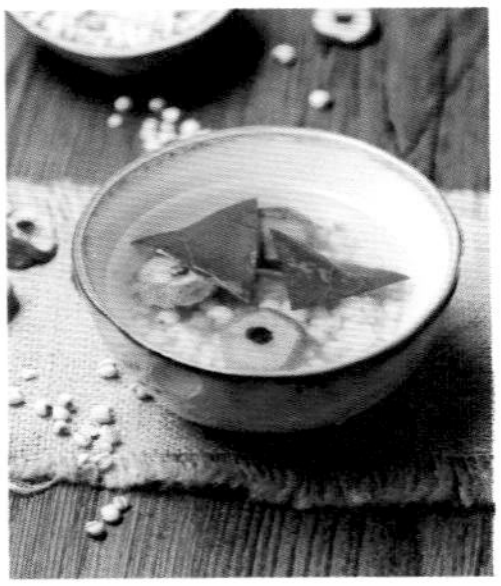

☆所需材料☆ 干荷叶 5 克、山楂干 15 克、陈皮 10 克、薏苡仁 35 克、冰糖适量

☆制作方法☆ 将干荷叶、山楂干、陈皮、薏苡仁洗净；锅置火上，倒入洗好的材料，注水，煮至熟软，加入冰糖，用大火煮至溶化，熄火后盛出即成。

功效主治

清热利尿、健脾消食，适用于小便不利、饮食欠佳等。

韭菜

止呕促消化

李时珍说："韭，叶热根温，功用相同。生则辛而散血，熟则甘而补中。入足厥阴经，乃肝之菜也……有一贫叟病噎膈，食入即吐，胸中刺痛。或令取韭汁，入盐、梅、卤汁少许，细呷，得入渐加……"

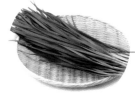

【药用部分】
韭菜的叶。

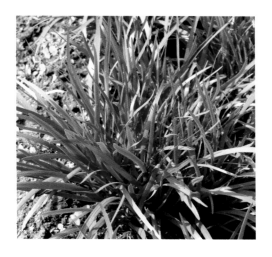

【性味归经】性温，味辛；归肝、胃、肾经。
【具体功效】健胃提神、止汗固涩。
【主治范围】噎膈反胃、自汗盗汗，外用治跌打损伤、瘀血肿痛、外伤出血等。
【用法用量】内服：全草 10 ～ 100 克，水煎服。
【使用禁忌】眼疾、阴虚内热及疮疡者勿用。

【实用本草妙方】

水谷痢疾	产后呕水	痔疮作痛
韭叶作羹、粥、炸、炒，任食之，作用良。	用韭叶500克取汁，入姜汁少许，调和饮用。	用盆盛沸汤泡韭菜，以器盖之，留一孔，趁热坐孔上，先熏后洗。

【养生药膳房】

韭菜炒干贝

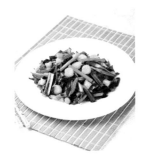

☆所需材料☆ 韭菜 200 克，彩椒 60 克，干贝 80 克，姜片少许，盐、鸡粉各 2 克，食用油适量
☆制作方法☆ 韭菜切段，彩椒切条，热锅注油，放入姜片、干贝，翻炒出香味，放入彩椒丝、韭菜段，炒熟；加入盐、鸡粉调味，熄火后盛出即可。

功效主治
滋阴补肾、健胃消食，适用于反胃、消化不良、腰膝酸软。

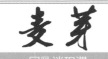

麦芽
回乳消积滞

【药用部分】发芽的大麦颖果。

【性味归经】性微温，味甘；归肺、胃经。

【具体功效】消食化积、回乳。

【主治范围】腹满泄泻、恶心呕吐、食积不化、脘闷腹胀及脾胃虚弱、食欲不振等。

【用法用量】煎汤内服，10 ~ 15 克，大剂量可用 30 ~ 120 克；入丸、散。

【使用禁忌】妇女哺乳期禁服生麦芽。

【实用本草妙方】

促进消化： 麦芽 120 克，神曲 60 克，白术、橘皮各 30 克，共研为末，蒸饼丸如梧桐子大，每次服 30~50 丸，人参汤送服。

产后秘塞： 大麦芽炒黄研末，每次服 9 克，温汤调下，与粥间服。

鸡内金
消化道结石的良药

【药用部分】家鸡的干燥砂囊内膜。

【性味归经】性平，味甘；归脾、胃、肾、膀胱经。

【具体功效】健脾消食、涩精止遗、消积化食。

【主治范围】消化不良、饮食积滞、呕吐等。

【用法用量】煎汤服，3 ~ 10 克；入丸、散。外用：适量，研末调敷或生贴。

【使用禁忌】脾虚无积者慎服。

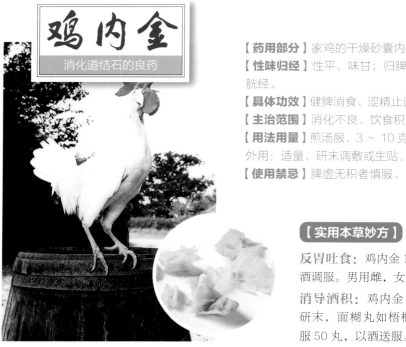

【实用本草妙方】

反胃吐食： 鸡内金 1 具，烧存性，酒调服。男用雌，女用雄。

消导酒积： 鸡内金、干葛等份，研末，面糊丸如梧桐子大，每次服 50 丸，以酒送服。

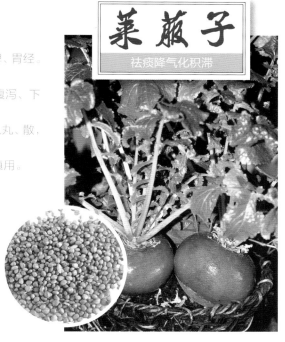

【**药用部分**】莱菔的干燥种子。

【**性味归经**】性平，味辛、甘；归肺、脾、胃经。

【**具体功效**】消食导滞、降气化痰。

【**主治范围**】食积气滞、脘腹胀满、腹泻、下痢后重、咳嗽多痰、气逆喘满等。

【**用法用量**】煎汤内服，5～10克；入丸、散，宜炒用。外用：研末调敷。

【**使用禁忌**】气虚及无食积、痰滞者慎用。

【**实用本草妙方**】

上气咳嗽，喘促唾脓血：莱菔子8克，研细煎汤，饭前服。

痰气喘息：莱菔子（炒）、皂荚（烧存性）等份，研末，姜汁和匀，炼蜜丸如梧桐子大，每次服50～70丸，白汤下。

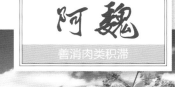

【**药用部分**】阿魏、新疆阿魏的树脂。

【**性味归经**】性温，味苦、辛；归肝、脾、胃经。

【**具体功效**】消积、杀虫。

【**主治范围**】症瘕痞块、虫积、肉积等。

【**用法用量**】内服，入丸、散，1.5～2.5克。外用：熬制药膏或研末入膏药内贴。

【**使用禁忌**】脾胃虚弱及孕妇忌服。

【**实用本草妙方**】

腹痛不可忍者：阿魏末，热酒服3～6克，立止。

小儿盘肠内吊，腹痛不止：阿魏研末，大蒜半瓣炮熟研烂和丸如麻子大，每次以艾汤送服5丸。

泻 下 药

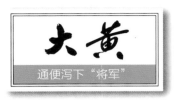

李时珍说："大黄乃足太阴、手足阳明、手足厥阴五经血分之药。凡病在五经血分者，宜用之。若在气分用之，是谓诛伐无过矣。"

通便泻下"将军"

【**性味归经**】性寒，味苦；归脾、胃、大肠、肝、心包经。

【**具体功效**】泻热通肠、凉血解毒、逐瘀通经。

【**药用部分**】
掌叶大黄的根及根茎。

【**主治范围**】实热便秘、积滞腹痛等。
【**用法用量**】煎汤内服，5～20克；入丸、散。
【**使用禁忌**】孕妇慎用。

【**实用本草妙方**】

腹中痞块	久患积聚，二便不利
大黄300克为散、醋200毫升，蜜两匙，调和煎后糊丸如梧桐子大，每次服30丸，生姜汤送服。	大黄、白芍各60克，研末，加水做丸如梧桐子大，每次40丸，温水下，每日3次。

【**养生药膳房**】

大黄绿茶

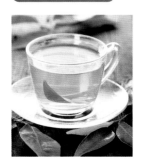

☆所需材料☆ 大黄6克、绿茶叶4克、蜂蜜少许
☆制作方法☆ 砂锅注水烧开，放入大黄、绿茶叶，煮沸后用小火煮10分钟，熄火后盛出煮好的药茶，滤取茶汁，加入少许蜂蜜，搅拌均匀，趁热饮用即可。

功效主治
泻热通便、凉血解毒，适用于热结便秘、腹痛等。

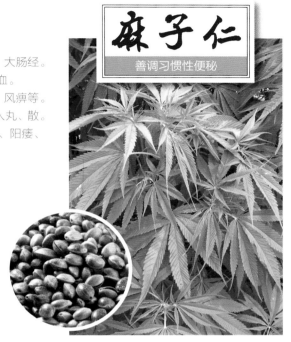

【药用部分】大麻的种仁。
【性味归经】性平，味甘；归脾、胃、大肠经。
【具体功效】润燥、滑肠、通淋、活血。
【主治范围】肠燥便秘、消渴、热淋、风痹等。
【用法用量】煎汤服，15～30克；入丸、散。
【使用禁忌】妇人多食发带疾，便溏、阳痿、遗精、带下、肠滑者尤忌。

【实用本草妙方】

大便不通：麻子仁250克，研碎，水滤取汁，同粳米煮粥食用。

大便秘而小便数：麻子仁150克，芍药250克，大黄、枳实各500克，杏仁、厚朴各100克，熬研，炼蜜丸如梧桐子大，每次服10丸，每日3次。

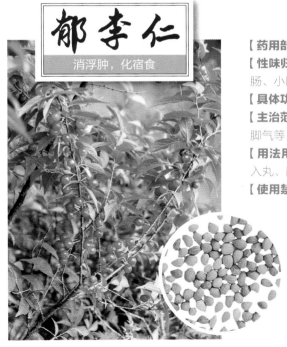

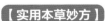

【药用部分】欧李的种仁。
【性味归经】性平，味辛、苦、甘；归脾、大肠、小肠经。
【具体功效】润燥、滑肠、下气、利水。
【主治范围】小便不利、腹部水肿、四肢水肿、脚气等。
【用法用量】煎汤内服，取5～15克；研末入丸、散。
【使用禁忌】阴虚液亏者及孕妇慎服。

【实用本草妙方】

小儿大小便不通，并惊热痰实：大黄（酒浸，炒）、郁李仁（去皮，研）各3克，滑石末30克，捣和丸如黍米大，两岁小儿服3丸，量人加减，温水送服。

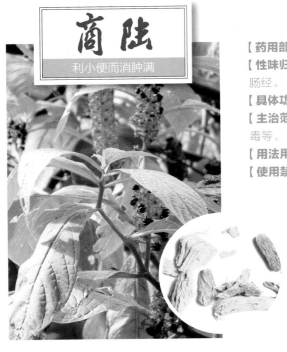

商陆

利小便而消肿满

【**药用部分**】商陆的根。

【**性味归经**】性寒，味苦；归肺、脾、肾、大肠经。

【**具体功效**】逐水消肿、通利二便、解毒散结。

【**主治范围**】水肿胀满、二便不通、瘰疬、疮毒等。

【**用法用量**】煎汤内服，3 ~ 10 克；入散剂。

【**使用禁忌**】孕妇禁用。

【实用本草妙方】

湿气脚软：商陆切小豆大，煮熟，以绿豆同煮为饭，每日食之，以愈为度。

产后腹满，喘不能卧：商陆 90 克、大戟 45 克、甘遂（炒）30 克，研末，每次服 6 克，温水调下。

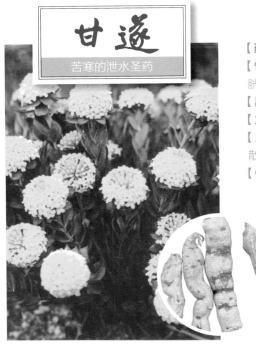

甘遂

苦寒的泄水圣药

【**药用部分**】甘遂的块根。

【**性味归经**】性寒，味苦；归脾、肺、肾、膀胱经。

【**具体功效**】消肿散结。

【**主治范围**】水肿、二便不通等。

【**用法用量**】0.5 ~ 1.5 克，炮制后多入丸、散用。外用：适量，生用。

【**使用禁忌**】气虚、脾胃衰弱者及孕妇忌服。

【实用本草妙方】

水肿腹满：甘遂（炒）6.5 克、黑牵牛 45 克，研末，水煎服。

水肿喘急，大小便不通：甘遂、大戟、芫花等份，研末，以枣肉和丸如梧桐子大，每次服 40 丸，早晨温水送服，以利去黄水为度。

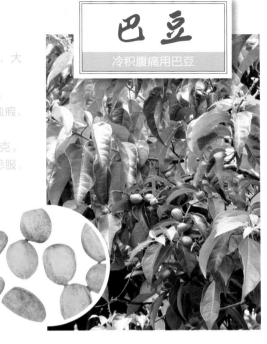

巴豆

冷积腹痛用巴豆

【**药用部分**】巴豆的果实。

【**性味归经**】性热，味辛；有大毒；归胃、大肠经。

【**具体功效**】泻寒积、逐痰、行水、杀虫。

【**主治范围**】冷积凝滞、胸腹胀满急痛、血瘕、泻痢等。

【**用法用量**】入丸、散，每次 0.25 ~ 0.5 克。

【**使用禁忌**】无寒实积滞、孕妇及体弱者忌服。

【**实用本草妙方**】

积滞：巴豆 30 克、蛤粉 60 克，黄柏 90 克，研末，以水和丸如绿豆大，每次以温水送服 5 丸。

水盅大腹，动摇水声：巴豆 90 枚、杏仁 60 枚，捣丸如小豆大，每次 1 丸，温水送服，以利出为度，勿饮酒。

大戟

消水肿的肝胆药

【**药用部分**】大戟的根。

【**性味归经**】性寒，味苦、辛；有毒；归肺、肾、大肠经。

【**具体功效**】泻下逐饮、消肿散结。

【**主治范围**】水肿胀满、胸腹积水、痰饮积聚、气逆咳喘、二便不利等。

【**用法用量**】煎汤内服，15 ~ 30 克；研末入丸。

【**使用禁忌**】体弱者及孕妇忌用，反甘草。

【**实用本草妙方**】

水肿喘急，小便涩及水盅：大戟（炒）60 克、干姜（炮）15 克，研散，每次服 9 克，姜汤送服。

水气肿胀：大戟 30 克、广木香 15 克，研末，清晨以酒送服 4.5 克，水排出后，以粥补之。

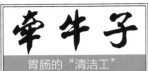

牵牛子

胃肠的"清洁工"

【药用部分】牵牛的种子。

【性味归经】性寒，味苦；有毒；归肺、肾、大肠经。

【具体功效】泻水通便、消痰涤饮、杀虫攻积。

【主治范围】水肿胀满、二便不通、痰饮积聚、气逆喘咳等。

【用法用量】煎汤服，3～10克；入丸、散。

【使用禁忌】孕妇禁服，体质虚弱者慎服。

【实用本草妙方】

大肠风秘结涩： 牵牛子30克、桃仁15克，研末，蜜丸如梧子大，每服30丸。

小便血淋： 牵牛子60克（半生半炒），研末，每次服6克，姜汤下，良久，热茶服之。

芫花

泻水、行气的行家

【药用部分】芫花的干燥花蕾。

【性味归经】性温，味苦、辛；归脾、肺经。

【具体功效】泻水逐饮、解毒杀虫。

【主治范围】水肿胀满、胸腹积水、痰饮积聚、气逆喘咳、二便不利等。

【用法用量】内服，研末吞服，每次0.6～0.9克，每日1次。

【使用禁忌】孕妇禁用。不宜与甘草同用。

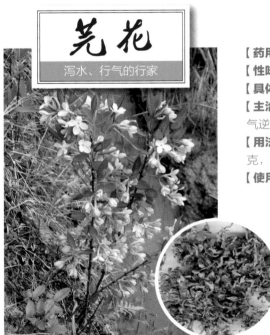

【实用本草妙方】

水蛊胀满： 芫花、枳壳等份，以醋煮芫花至烂，乃下枳壳煮烂，捣丸如梧桐子大，每次服30丸，温水下。

背腿间痛，不可忍： 芫花根末，米醋调敷患处。

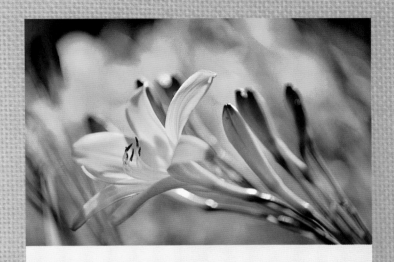

第七章

温里理气药

　　凡能温里祛寒，用以治疗里寒证候的药物，称为温里药，又称祛寒药。即是《黄帝内经》所说的"寒者温之"的意义。

　　所谓气滞，就是指气机不畅、气行阻滞的证候，多由于冷热失调、精神抑郁、饮食失常以及痰饮湿浊等所致。理气药大多味多苦、辛，性多属温，能入脾、胃、肺、肝经，具有理气宽中、行气止痛、疏肝解郁、降逆和胃等作用。

温 里 药

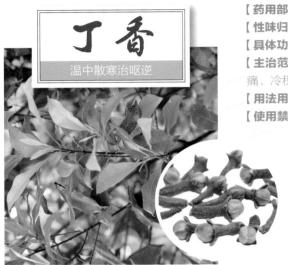

丁 香

温中散寒治呕逆

【药用部分】丁香的花蕾。
【性味归经】性温，味辛；归胃、脾、肾经。
【具体功效】温中暖肾、降逆止呕。
【主治范围】呃逆不止、呕吐、反胃、胃中冷痛、冷积便秘、腹痛、宫寒痛经等。
【用法用量】煎汤服，1.5～5克；入丸、散。
【使用禁忌】热病及阴虚内热者忌服。

【实用本草妙方】

干霍乱痛，不吐不下：丁香14枚，研末，以开水80毫升和之，一次服完。

小儿吐泻：丁香、橘红等份，炼蜜丸如黄豆大，米汤化下。

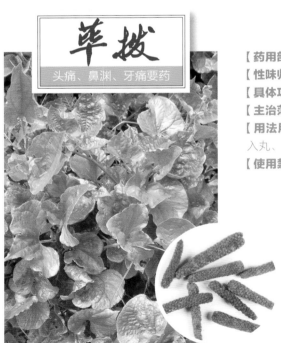

荜拨

头痛、鼻渊、牙痛要药

【药用部分】荜拨的未成熟果穗。
【性味归经】性热，味辛；归脾、胃经。
【具体功效】温中、散寒、下气、止痛。
【主治范围】心腹冷痛、呕吐吞酸、肠鸣泄泻等。
【用法用量】煎汤内服，2.5～5克；或研末入丸、散。
【使用禁忌】实热郁火、阴虚火旺者均忌服。

【实用本草妙方】

冷痰恶心：荜拨30克，研末，餐前用米汤送服1.5克。

风虫牙痛：荜拨末揩之，煎苍耳汤漱去涎。

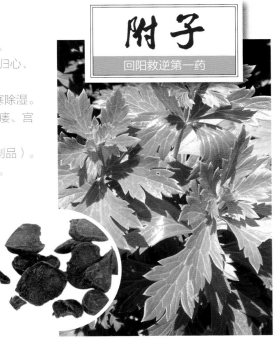

【**药用部分**】乌头属植物子根的加工品。

【**性味归经**】性热，味甘、辛；有毒；归心、肾、脾经。

【**具体功效**】回阳救逆、补火助阳、散寒除湿。

【**主治范围**】亡阳欲脱、肢冷脉微、阳痿、宫寒等。

【**用法用量**】煎汤内服，3～9克（炮制品）。

【**使用禁忌**】阴虚阳盛者及孕妇均禁服。

【**实用本草妙方**】

中风痰厥，昏不知人，口眼歪斜及体虚之人患症疾寒多者： 生川乌头、生附子（去皮脐）各15克，生南星30克，生木香7.5克，每次取15克，加生姜10片，清水400毫升，煎煮至200毫升，温服。

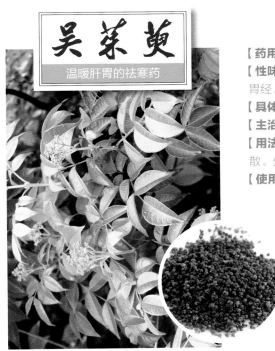

【**药用部分**】吴茱萸的未成熟果实。

【**性味归经**】性温，味辛、苦；有毒；归肝、胃经。

【**具体功效**】温中、止痛、理气、燥湿。

【**主治范围**】呕逆吞酸、头痛、脏寒吐泻等。

【**用法用量**】煎汤内服，2.5～10克；或入丸、散。外用：蒸热熨、研末调敷或煎水洗。

【**使用禁忌**】阴虚火旺者忌服。

【**实用本草妙方**】

冬月感寒： 吴茱萸25克，煎汤服，取汗。

呕涎头痛： 吴茱萸80克、红枣20枚、生姜30克、人参10克，以清水400毫升，煎至180毫升，每次服60毫升，每日3次。

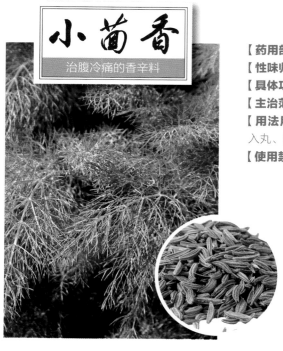

小茴香

治腹冷痛的香辛料

【药用部分】茴香的果实。

【性味归经】性温，味辛；归肾、膀胱、胃经。

【具体功效】温肾散寒、和胃理气。

【主治范围】寒疝、少腹冷痛、肾虚腰痛等。

【用法用量】煎汤内服，5～15克；或研末入丸、散。

【使用禁忌】阴虚火旺者慎服。

【实用本草妙方】

开胃进食： 茴香60克、生姜120克，同捣匀，入净器内，湿纸盖一宿，次日于银石器中，文武火炒焦黄研末，酒糊丸如梧桐子大，每次服10～25丸，温酒送服。

伤寒脱阳，小便不通： 茴香末，以生姜自然汁调敷腹上。

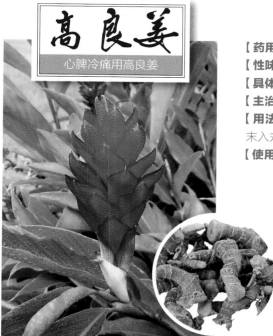

高良姜

心脾冷痛用高良姜

【药用部分】高良姜的根茎。

【性味归经】性温，味辛；归脾、胃经。

【具体功效】温胃散寒、消食止痛。

【主治范围】脘腹冷痛、胃寒呕吐、嗳气吞酸等。

【用法用量】煎汤内服，2.5～7.5克；或研末入丸、散。

【使用禁忌】阴虚有热者忌服，妊妇勿服。

【实用本草妙方】

霍乱腹痛： 高良姜30克（锉），以清水600毫升，煎至450毫升，去滓，入粳米150克，煮粥食。

养脾温胃： 高良姜、干姜等份，炮研末，面糊丸如梧桐子大，每食后以橘皮汤送服15丸。

花椒

厨房里的芳香散寒药

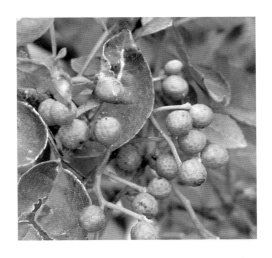

李时珍说："椒纯阳之物，乃手足太阴、右肾命门气分之药。其味辛而麻，其气温以热。禀南方之阳，受西方之阴。故能入肺散寒，治咳嗽；入脾除湿，治风寒湿痹，水肿泻痢……"

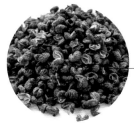

【药用部分】
花椒的果皮。

【性味归经】性温，味辛；有毒；归脾、肺、肾经。

【具体功效】温中散寒、除湿止痛。

【主治范围】积食停饮、心腹冷痛、消化不良、冷积便秘、虫积腹痛、反胃等。

【用法用量】煎汤内服，3.5～7.5克；或入丸、散。外用：研末调敷或煎水浸洗。

【使用禁忌】阴虚火旺者忌服。孕妇慎服。

【实用本草妙方】

心腹冷痛	冷虫心痛	夏伤湿冷、泄泻不止
以布裹椒安痛处，用熨斗熨令椒出汗，即止。	花椒120克，炒出汗，酒1碗淋之，服酒。	花椒50克、肉豆蔻25克，研细末，米饭和丸如黍米大，每次服10粒。

【养生药膳房】

花椒姜枣汤

☆所需材料☆ 红枣15克、花椒8克、姜片10克

☆制作方法☆ 将洗净的红枣用刀拍扁，备用，砂锅注水烧热，倒入备好的姜片、花椒、红枣，搅匀。盖上锅盖，大火烧开后转小火煮约30分钟，熄火后将煮好的汤汁滤入碗中即可。

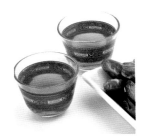

功效主治
温中散寒、养血除湿，适用于胃腹冷痛、湿冷腹泻等。

胡椒

温中下气，善解食物毒

李时珍说："胡椒大辛热，纯阳之物，肠胃寒湿者宜之。热病患食之，动火伤气，阴受其害……近医每以绿豆同用，治病有效。盖豆寒椒热，阴阳配合得宜，且以豆制椒毒也。"

【性味归经】性热，味辛；归胃、大肠经。
【具体功效】温中、下气、消痰、解毒。

【药用部分】
胡椒的果实。

【主治范围】寒痰食积、胃寒疼痛、腹冷痛、反胃、胃寒呕吐、冷积便秘等。
【用法用量】煎汤内服，2.5～5克；或入丸、散。外用：研末调敷或置膏药内贴之。
【使用禁忌】阴虚有火者忌服。

【实用本草妙方】

心腹冷痛	霍乱吐泻	赤白下痢
胡椒3～7枚，清酒吞之。	胡椒49粒、绿豆149粒，研匀，木瓜汤送服3克。	胡椒、绿豆等份，研末，糊丸如梧桐子大。红痢用生姜汤送下，白痢用米汤送下。

【养生药膳房】

柠檬胡椒虾仁

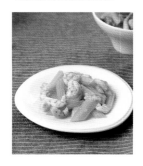

☆所需材料☆ 虾仁120克，西芹65克，胡椒粉、盐各2克，黄油少许

☆制作方法☆ 西芹切块氽水，虾仁加盐、部分胡椒粉腌渍。将黄油放入热锅中溶化，放入虾仁炒熟，倒入西芹，加入剩余胡椒粉、盐调味，炒熟盛出即可。

功效主治
温中下气、增强体质，适用于寒积便秘、腹冷痛等。

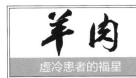

羊肉

虚冷患者的福星

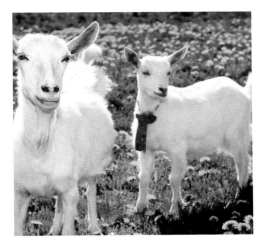

李时珍说："按《开河记》云：隋大总管麻叔谋病风逆，起坐不得。炀帝命太医令巢元方视之。曰：风入腠理，病在胸臆。须用嫩肥羊蒸熟，掺药食之，则瘥。如其言，未尽剂而瘥……"

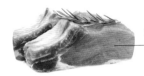

【药用部分】
山羊或绵羊的肉。

【性味归经】 性热，味甘；归脾、胃、肾经。

【具体功效】 益气补虚、温中暖下。

【主治范围】 虚劳羸瘦、腰膝酸软、产后虚冷、腰脊酸胀冷痛、阳痿、遗精等。

【用法用量】 煮食或煎汤食用，125～250克；或入丸剂。

【使用禁忌】 凡外感时邪或内有宿热者忌服。

【实用本草妙方】

壮阳益肾	骨蒸久冷	五劳七伤虚冷
用白羊肉250克切生，以蒜、薤食之，三日一度，甚妙。	羊肉100克、山药250克，各烂煮研如泥，下米煮粥食之。	肥羊肉腿1个，密盖煮烂，绞取汁服，并食肉。

【养生药膳房】

清炖羊肉

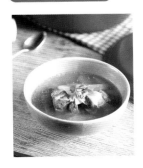

☆所需材料☆ 羊肉块350克、白萝卜150克、姜片20克、料酒20毫升、盐3克、鸡粉2克

☆制作方法☆ 白萝卜切段，羊肉块氽水，砂锅注水，倒入羊肉块、姜片、料酒，炖熟，倒入白萝卜，煮烂，加入盐、鸡粉，将煮好的羊肉汤盛出即可。

功效主治
温中补虚、暖身祛寒，适用于腰膝酸冷、遗精等。

理 气 药

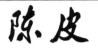

陈皮

理气燥湿治百病

李时珍说："橘皮，苦能泄、能燥，辛能散，温能和。其治百病，总是取其理气燥湿之功。同补药则补，同泻药则泻，同升药则升，同降药则降。脾乃元气之母，肺乃摄气之，故橘皮为二经气分之药……"

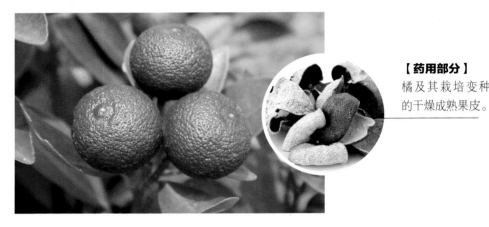

【药用部分】
橘及其栽培变种的干燥成熟果皮。

【性味归经】性温，味辛、苦；归肺、脾经。

【具体功效】理气调中、降逆止呕、燥湿化痰。

【主治范围】脘腹胀满、饮食减少、呕吐、腹痛、腹泻、咳嗽痰多等。

【用法用量】煎汤内服，3 ~ 10 克；研末入丸、散。

【使用禁忌】气虚、阴虚者慎服。

【实用本草妙方】

湿痰停滞胸膈	霍乱吐泻	经年气嗽
陈皮250克、甘草60克，研末，蒸饼和丸如梧桐子大，每次服100丸，温水送服。	广陈皮（去白）、藿香各15克，清水400毫升，煎煮至200毫升，温服。	橘皮、神曲、生姜（焙干）等份，研末，蒸饼和丸如梧桐子大，每次服30～50丸。
猝然失声	痰膈气胀	大肠秘塞
橘皮25克，水煎，温服。	陈皮15克，水煎温服。	陈皮连白，酒煮，焙干，研末，每次温酒送服6克。

青皮

【性味归经】性温，味苦、辛；归肝、胆、胃经。

【具体功效】疏肝破气、消积化滞。

【主治范围】胸胁胀痛、疝气、乳核等。

枳实

【性味归经】性微寒，味苦、辛、微酸；归脾、胃、肝经。

【具体功效】破气消积、化痰除痞。

【主治范围】积滞内停、痞满胀痛、大便秘结、泻痢后重等。

【养生药膳房】

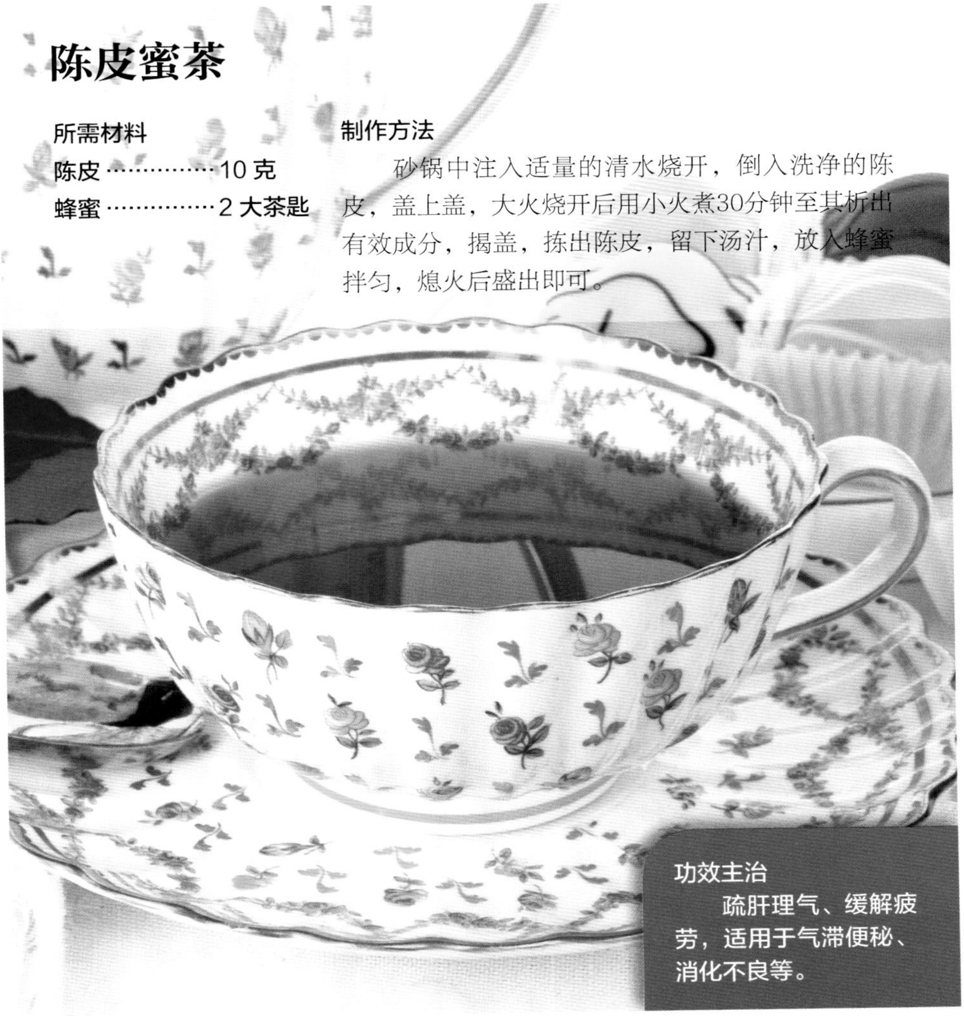

陈皮蜜茶

所需材料

陈皮 …………… 10克

蜂蜜 …………… 2大茶匙

制作方法

砂锅中注入适量的清水烧开，倒入洗净的陈皮，盖上盖，大火烧开后用小火煮30分钟至其析出有效成分，揭盖，拣出陈皮，留下汤汁，放入蜂蜜拌匀，熄火后盛出即可。

功效主治

疏肝理气、缓解疲劳，适用于气滞便秘、消化不良等。

川楝子

心腹痛及疝气的要药

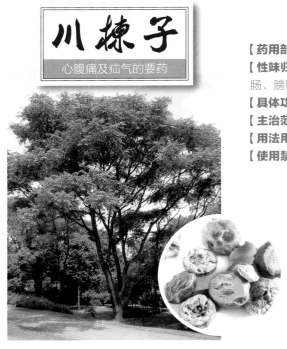

【**药用部分**】川楝的果实。

【**性味归经**】性寒，味苦；有小毒；归肝、小肠、膀胱经。

【**具体功效**】疏肝泄热、行气止痛、杀虫。

【**主治范围**】胸胁痛、脘腹胀痛、虫积腹痛等。

【**用法用量**】煎汤服，3～10克；入丸、散。

【**使用禁忌**】脾胃虚寒者禁服，不宜过量。

【实用本草妙方】

小儿冷疝气痛，肤囊浮肿： 川楝子15克、吴茱萸7.5克，研末，酒糊丸如黍米大，每次服20～30丸。

热厥心痛，身热足寒： 先灸太溪、昆仑，引热下行。内服金铃散：川楝子、延胡索各30克，研末，每服9克，温酒调下。

沉香

温脾暖肾，理气疗疾

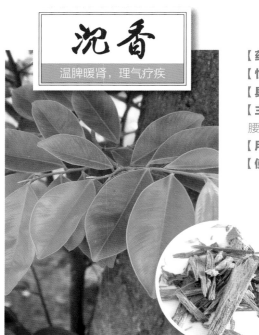

【**药用部分**】沉香、白木香含树脂的木材。

【**性味归经**】性温，味辛、苦；归脾、肾、胃经。

【**具体功效**】温中降逆、暖肾纳气。

【**主治范围**】脘腹冷痛、呕吐呃逆、气逆喘息、腰膝虚冷、精冷早泄等。

【**用法用量**】煎汤内服，2～5克（后下）。

【**使用禁忌**】阴亏火旺、气虚下陷者慎服。

【实用本草妙方】

诸虚寒热，冷痰虚热： 沉香、附子（炮）等份，水200毫升，煎至140毫升，露一夜，空腹温服。

大肠虚闭，因汗多，津液耗涸： 沉香30克、肉苁蓉（酒浸焙）60克，各研末，以麻仁研汁做糊丸如梧桐子大，每次服100丸，蜜汤送下。

【药用部分】柿的宿存花萼。

【性味归经】性平，味苦、涩；归胃经。

【具体功效】降逆下气。

【主治范围】呃逆、反胃等。

【用法用量】煎汤内服，5～10克；入散剂。外用：适量，研末敷。

【使用禁忌】风寒咳嗽者禁服。

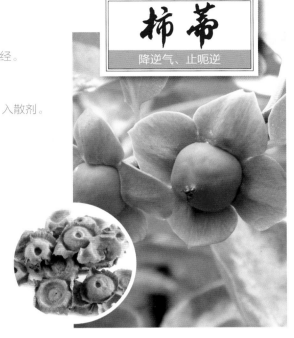

【实用本草妙方】

咳逆不止：柿蒂、丁香各6克，生姜5片，水煎服。

百日咳：柿蒂20克、乌梅核中之白仁10个，水煎服，每日2剂。

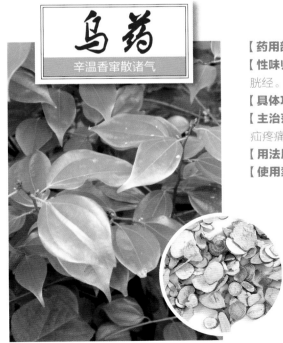

【药用部分】乌药的根。

【性味归经】性温，味辛；归肺、脾、肾、膀胱经。

【具体功效】行气止痛、温肾散寒。

【主治范围】胸肋满闷、脘腹胀痛、头痛、寒疝疼痛、痛经及产后腹痛等。

【用法用量】煎汤服，5～10克；入丸、散。

【使用禁忌】气虚及内热证患者禁服。

【实用本草妙方】

气厥头痛：天台乌药、川芎等份，研末，每服6克，腊茶清调下。

心腹气痛：乌药（水磨浓汁）200毫升，入橘皮1片，紫苏1叶，水煎后温服。

香附

平而不寒，香而能窜

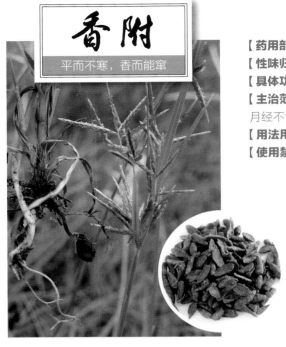

【**药用部分**】莎草的根茎。

【**性味归经**】性平，味甘；归肝、脾经。

【**具体功效**】理气解郁、调经、安胎。

【**主治范围**】胁肋胀痛、乳房胀痛、疝气疼痛、月经不调、嗳气吞酸等。

【**用法用量**】煎汤内服，5～10克；入丸、散。

【**使用禁忌**】气虚无滞、阴虚、血热者慎服。

【 **实用本草妙方** 】

疝胀痛及小肠气： 香附末6克，以海藻3克煎酒，空腹调下，并食海藻。

诸般牙痛： 香附、艾叶煎汤漱之，仍以香附末擦之，去涎。

薤白

不只理气，还能通阳

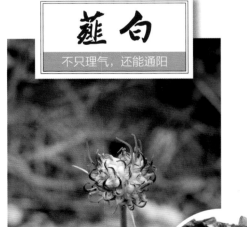

【**药用部分**】小根蒜或薤的鳞茎。

【**性味归经**】性温，味辛、苦；归肺、心、胃、大肠经。

【**具体功效**】理气宽胸、通阳散结。

【**主治范围**】胸痹心痛、胸脘痞闷、咳喘等。

【**用法用量**】煎汤服，5～10克；或入丸、散。

【**使用禁忌**】气虚者慎服。

【 **实用本草妙方** 】

奔豚气痛： 薤白捣汁饮之。

赤白痢下： 薤白适量，同米煮粥，日食之。

第八章

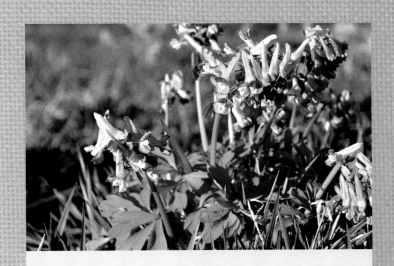

活血止血药

血液为人体重要物质之一，但必须通行流畅以濡养周身，如有阻滞瘀积则往往发生疼痛、肿块等病症。活血祛瘀药能行血散瘀，解除由于瘀血阻滞所引起的各种病症。

凡出血之证，如不及时有效地制止，可致血液耗损而造成机体衰弱，甚至危及生命，故止血药的应用具有重要的意义。止血药主要适用于各部位的出血病症，如咯血、衄血、吐血、尿血、便血、崩漏、紫癜及创伤出血等。

活血化瘀药

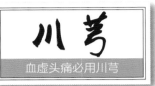

血虚头痛必用川芎

李时珍说："芎，血中气药也。肝苦急，以辛补之，故血虚者宜之。辛以散之，故气郁者宜之。《左传》言：血痢已通而痛不止者，乃阴亏气郁，药中加芎为佐，气行血调，其病立止。"

【性味归经】性温，味辛；归胆、肝、心包经。
【具体功效】活血行气，祛风止痛。
【主治范围】月经不调、经闭、痛经、腹痛等。

【药用部分】
川芎的根茎。

【用法用量】煎服，5 ~ 10 克；或入丸、散。
外用：研末撒或调敷。
【使用禁忌】阴虚火旺、月经过多者慎用。

【实用本草妙方】

气虚头痛	风热头痛	齿败口臭
川芎研末，茶调服6克。	川芎3克、茶叶6克，清水200毫升，煎至100毫升，温服。	水煎川芎，含之。

【养生药膳房】

银杏叶川芎红花茶

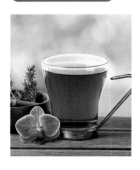

☆所需材料☆ 川芎10克、银杏叶5克、红花4克
☆制作方法☆ 砂锅注水烧开，放入药材，煮至其析出有效成分，搅拌片刻，熄火后盛出煮好的药茶，滤去材料，装入杯中，趁热饮用即可。

功效主治
　　活血化瘀、祛风止痛，适用于瘀血闭经、冠心病等。

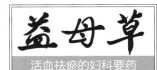

益母草

活血祛瘀的妇科要药

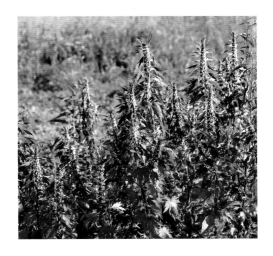

李时珍说："茺蔚子味甘、微辛，气温，阴中之阳，手、足厥阴经药也。白花者入气分，紫花者入血分。治妇女经脉不调，胎产一切血气诸病，妙品也，而医方鲜知用。"

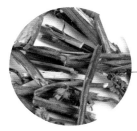

【药用部分】

益母草的全草。

【性味归经】性微寒，味辛、苦；归心、肝、膀胱经。

【具体功效】活血、祛瘀、调经、消水。

【主治范围】月经不调、胎漏难产、胞衣不下、产后血晕、瘀血腹痛、崩中漏下、尿血、痈肿疮疡等。

【用法用量】煎服，10～15克；熬膏或入丸、散。外用：煎水洗。

【使用禁忌】阴虚血少、月经过多者忌服。

【实用本草妙方】

女人难产	产后血闭不下	带下赤白
益母草捣汁50毫升，煎减半，顿服。	益母草汁200毫升，入酒8毫升，温服。	益母草花开时采，捣为末，每服6克，食前温汤下。

【养生药膳房】

益母草鸡蛋汤

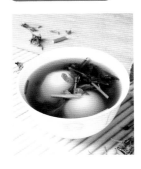

☆所需材料☆ 益母草适量、红枣15克、枸杞子10克、去壳熟鸡蛋2个、红糖25克

☆制作方法☆ 砂锅注水烧热，倒入益母草、红枣、枸杞子、熟鸡蛋，煮35分钟，倒入红糖，续煮2分钟，至糖溶化，熄火后盛出煮好的鸡蛋汤即可。

功效主治

补肝养血、活血养颜，适用于月经不调、气血不足等。

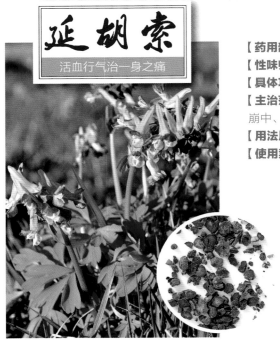

延胡索

活血行气治一身之痛

【药用部分】延胡索块茎。

【性味归经】性温，味辛、苦；归肝、胃经。

【具体功效】活血、散瘀、理气、止痛。

【主治范围】心腹腰膝诸痛、月经不调、癥瘕、崩中、产后血晕、恶露不尽、跌打损伤等。

【用法用量】煎汤服，7.5～15克；入丸、散。

【使用禁忌】气虚热者及孕妇忌服。

【实用本草妙方】

咳嗽： 延胡索 30 克、枯矾 7.5 克，研末，每服 6 克，软饧一块和，含之。

妇女血气，腹中刺痛： 延胡索（去皮，醋炒）、当归（酒浸炒）各 30 克，橘红 60 克，研末，酒煮米糊丸如梧桐子大，每服 100 丸。

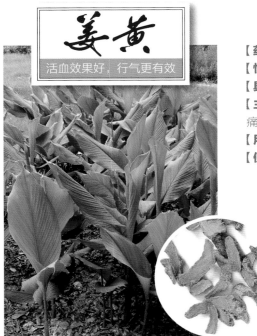

姜黄

活血效果好，行气更有效

【药用部分】姜黄或郁金的根茎。

【性味归经】性温，味苦；归肾经。

【具体功效】破血行气、通经止痛。

【主治范围】胸胁刺痛、闭经、症瘕、跌仆肿痛等。

【用法用量】煎服，3～10克；入丸、散。

【使用禁忌】血虚无气滞血瘀者及孕妇慎服。

【实用本草妙方】

心痛难忍： 姜黄 30 克、桂枝 90 克，研末，醋汤服 3 克。

产后血痛有块： 姜黄、桂心等份，研末，酒服 1 匙，血下尽即可愈。

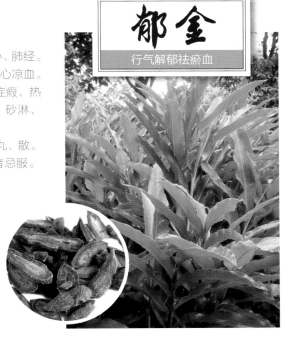

郁金
行气解郁祛瘀血

【**药用部分**】郁金的根茎。

【**性味归经**】性寒，味辛、苦；归肝、心、肺经。

【**具体功效**】活血止痛、行气解郁、清心凉血。

【**主治范围**】胸腹胁肋诸痛、痛经、症瘕、热病神昏、癫痫、吐血、衄血、血淋、砂淋、黄疸等。

【**用法用量**】煎汤服，3 ~ 10 克；入丸、散。

【**使用禁忌**】阴虚失血及无气滞血瘀者忌服。

【**实用本草妙方**】

厥心气痛不可忍：郁金、附子、干姜等份，研末，醋糊丸如梧桐子大，朱砂为衣，每服 30 丸，男酒女醋下。

衄血吐血：川郁金研末，井水服6 克，甚者再服。

丹参
轻松赶走痛经烦恼

【**药用部分**】丹参的根。

【**性味归经**】性微温，味苦；归心、肝经。

【**具体功效**】活血祛瘀、安神宁心、止痛。

【**主治范围**】心绞痛、月经不调、痛经、经闭、血崩带下、症瘕、瘀血腹痛、惊悸不眠、恶疮肿毒等。

【**用法用量**】煎汤服，7.5 ~ 15 克；入丸、散。

【**使用禁忌**】月经过多及无瘀血者忌服。

【**实用本草妙方**】

月经不调：丹参 300 克、酒 400毫升，煮取 240 毫升，温服 80毫升，每日 3 次，亦可水煮。

寒疝腹痛：丹参 30 克，研末，每次服 6 克，热酒调下。

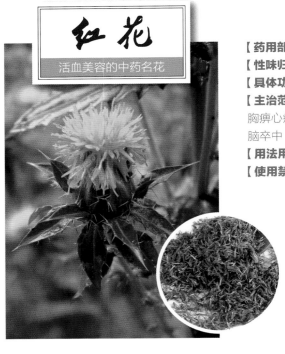

红花
活血美容的中药名花

【药用部分】红花的花。

【性味归经】性温，味辛；归心、肝经。

【具体功效】活血通经、祛瘀止痛。

【主治范围】血瘀经闭、痛经、产后瘀滞腹痛、胸痹心痛、症瘕积聚、跌打损伤、关节疼痛、脑卒中（中风）偏瘫等。

【用法用量】煎汤内服，3 ~ 10 克。

【使用禁忌】孕妇及月经过多者忌服。

【实用本草妙方】

产后血晕，心闷气绝： 红花 30 克，研末，分 2 次服，酒 400 毫升，煎至 200 毫升，连服。

腹内血气刺痛： 红花 30 克，分为 4 份，以酒 200 毫升，煎取 100 毫升，顿服之，不止再服。

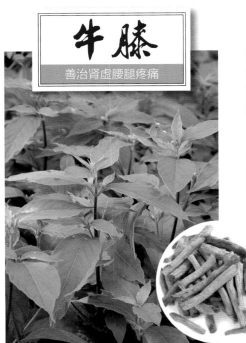

牛膝
善治肾虚腰腿疼痛

【药用部分】牛膝的干燥根。

【性味归经】性平，味甘、苦、酸；归肝、肾经。

【具体功效】散瘀消肿。

【主治范围】淋病、尿血、跌打损伤等；熟用补肝肾、强筋骨，主治腰膝骨痛、四肢拘挛等。

【用法用量】煎服，15 ~ 25 克；或入丸、散。

【使用禁忌】孕妇及月经过多者忌用。

【实用本草妙方】

口舌疮烂： 牛膝浸酒含漱，亦可煎饮。

月经不来，绕脐寒疝痛： 牛膝（酒浸一宿焙）、干漆（炒令烟尽）各 30 克（研末），生地黄汁 70 毫升，入石器内，慢火熬至可丸，丸如梧桐子大，每次服 2 丸，空腹米汤下。

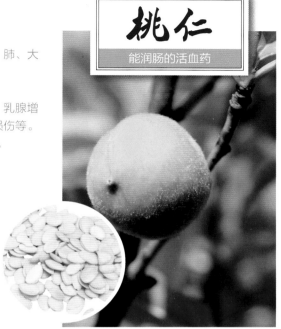

桃仁
能润肠的活血药

【**药用部分**】桃的种子。

【**性味归经**】性平,味苦;归心、肝、肺、大肠经。

【**具体功效**】活血祛瘀、润肠通便。

【**主治范围**】经闭、痛经、月经不调、乳腺增生、盆腔良性肿瘤、症瘕痞块、跌仆损伤等。

【**用法用量**】煎汤内服,7.5 ~ 15克。

【**使用禁忌**】无瘀滞者及孕妇忌服。

【 实用本草妙方 】

卒然心痛:桃仁7枚,去皮尖研烂,水送服。

产后血闭:桃仁20枚(去皮尖),藕1块,水煎服。

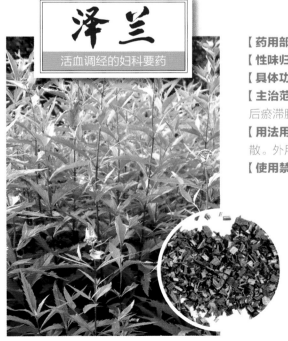

泽兰
活血调经的妇科要药

【**药用部分**】地瓜苗的茎叶。

【**性味归经**】性微温,味苦、辛;归肝、脾经。

【**具体功效**】活血调经、行水消肿。

【**主治范围**】经闭不行、月经不调、症瘕、产后瘀滞腹痛、身面浮肿、跌仆损伤、痈肿等。

【**用法用量**】煎汤内服,7.5 ~ 15克;或入丸、散。外用:捣敷或煎水熏洗。

【**使用禁忌**】无血瘀或血虚者慎服。

【 实用本草妙方 】

疮肿初起:泽兰适量,捣敷。

产后阴翻:泽兰120克,煎汤熏洗2~3次,再入枯矾煎洗之。

收敛止血药

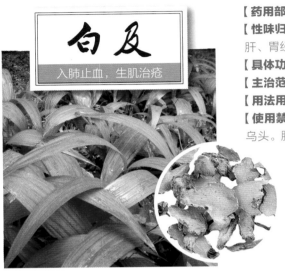

白及

入肺止血，生肌治疮

【**药用部分**】白及的干燥块茎。

【**性味归经**】性微寒，味苦、甘、涩；归肺、肝、胃经。

【**具体功效**】收敛止血、消肿生肌。

【**主治范围**】咯血、吐血、便血、外伤出血等。

【**用法用量**】煎服，3～10 克；研末敷。

【**使用禁忌**】白及恶理石，畏李核、杏仁，反乌头。肺痈初起、肺胃有实热者忌用。

【**实用本草妙方**】

鼻衄不止：以津液与白及末调匀，涂山根上，仍以水服 3 克，立止。

跌伤骨折：酒调白及末 6 克服。

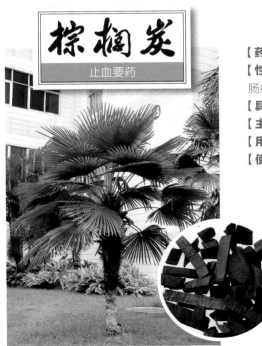

棕榈炭

止血要药

【**药用部分**】棕榈的叶鞘纤维。

【**性味归经**】性平，味苦、涩；归肺、肝、大肠经。

【**具体功效**】收敛止血。

【**主治范围**】吐血、咯血、便血、崩漏等。

【**用法用量**】煎汤内服，9～15 克；或研末敷。

【**使用禁忌**】有瘀滞、邪热者不宜用。

【**实用本草妙方**】

鼻血不止：棕榈炭灰，随左右吹之。

血崩不止：棕榈皮烧存性，空腹淡酒服 9 克。

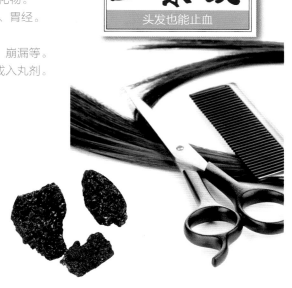

【药用部分】健康人之头发制成的碳化物。

【性味归经】性平，味苦；归心、肝、胃经。

【具体功效】消瘀、止血。

【主治范围】吐血、鼻衄、齿龈出血、崩漏等。

【用法用量】内服研末，5～10克；或入丸剂。

外用：研末掺或调敷。

【使用禁忌】胃弱者慎服。

【实用本草妙方】

鼻血不止：血余炭研灰吹之，立止。男用母发，女用父发。

肺疽吐血：血余炭3克、米醋15毫升，白汤（一种汤药，由菊花、苦参、薄荷、苍术等15种中药组成，有益气养血、祛风润燥的作用）200毫升，调服。

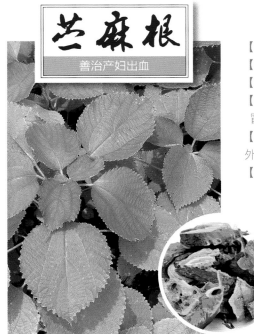

【药用部分】山苎麻的根。

【性味归经】性寒，味甘；归肝、脾经。

【具体功效】活血止血、平肝安胎、凉血、清热。

【主治范围】肺炎、肝炎、肾炎、消渴症、感冒发热、哮喘、胎动不安等。

【用法用量】水煎服，7～15克；或捣汁。

外用：捣敷或煎水洗。

【使用禁忌】虚寒胃弱泄泻者慎用。

【实用本草妙方】

痰哮咳嗽：苎麻根研末，生豆腐蘸9～15克，食即效。

五种淋疾：苎麻根适量，打碎，以水1碗半，煎至半碗，顿服即通。

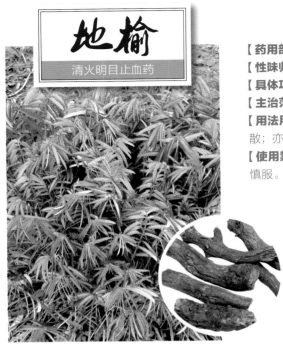

地榆

清火明目止血药

【药用部分】地榆或长叶地榆的根。

【性味归经】性微寒，味苦、酸；归肝、大肠经。

【具体功效】凉血止血、解毒敛疮。

【主治范围】便血、痔血、血痢、崩漏等。

【用法用量】煎汤，干品 6～15 克；入丸、散；亦可绞汁内服。外用：煎水或捣汁外涂。

【使用禁忌】脾胃虚寒、冷痢泄泻有内瘀者应慎服。

【 实用本草妙方 】

男女吐血： 地榆 90 克、米醋 80 毫升，煮十余沸，去滓，食前稍热服 8 毫升。

下血久不愈者： 地榆、鼠尾草各 60 克，水煎煮，一次服下。

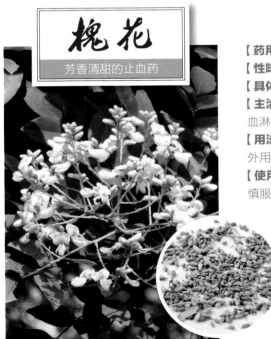

槐花

芳香清甜的止血药

【药用部分】槐树的花及花蕾。

【性味归经】性微寒，味苦；归肝、大肠经。

【具体功效】凉血止血、清肝明目。

【主治范围】肠风便血、痔疮下血、赤白痢、血淋、崩漏、吐血、衄血、疮疡肿毒等。

【用法用量】煎汤内服，5～10 克；入丸、散。外用：煎水熏洗或研末撒。

【使用禁忌】脾胃虚寒及阴虚发热无实火者应慎服。

【 实用本草妙方 】

衄血不止： 槐花、乌贼鱼骨等份，半生半炒研末，吹之。

吐血不止： 槐花烧存性，入麝香少许，研匀，糯米饮下 9 克。

【**药用部分**】刺儿菜的地上部分或根。

【**性味归经**】性凉，味甘、苦；归心、肝经。

【**具体功效**】凉血止血、解毒消肿。

【**主治范围**】尿血、血淋、咯血、吐血、衄血、便血、血痢、崩中漏下等。

【**用法用量**】煎汤服，5 ～ 10 克。外用：捣敷。

【**使用禁忌**】虚寒出血及脾胃虚寒者禁服。

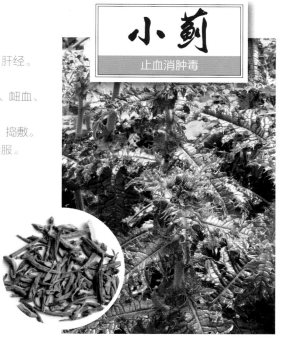

小蓟
止血消肿毒

【**实用本草妙方**】

卒泻鲜血：小蓟叶捣汁，温服 8 毫升。

妇人阴痒：小蓟煮汤洗患处，每日 3 次。

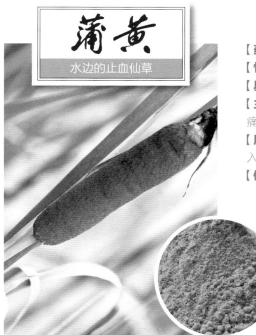

蒲黄
水边的止血仙草

【**药用部分**】狭叶香蒲或其同属植物的花粉。

【**性味归经**】性平，味甘、微辛；归肝、心包经。

【**具体功效**】止血、祛瘀、利尿。

【**主治范围**】吐血、咯血、外伤出血、心腹疼痛、痛经、跌仆肿痛、带下等。

【**用法用量**】煎汤内服，5 ～ 10 克，须包煎；入丸、散。外用：研末撒或调敷。

【**使用禁忌**】孕妇慎服。

【**实用本草妙方**】

肺热衄血：蒲黄、青黛各 3 克，新汲水服之。或去青黛，入油发灰等份，生地黄汁调下。

吐血唾血：蒲黄末 60 克，每日温酒或冷水送服 9 克。

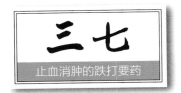

三七

止血消肿的跌打要药

李时珍说："此药近时始出，南人军中用为金疮要药，云有奇功。又云：凡杖扑伤损，瘀血淋漓者，随即嚼烂，罨之即止；青肿者，即消散……大抵此药气温，味甘、微苦，乃阳明、厥阴血分之药，故能治一切血病，与骐竭、紫矿相同。"

【**性味归经**】性温，味甘、微苦；归肝、肾经。
【**具体功效**】止血散瘀、消肿定痛。

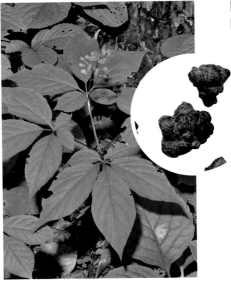

【**药用部分**】
三七干燥根。

【**主治范围**】吐血、产后出血、外伤出血、痛经、心肌梗死、动脉粥样硬化、疮痈肿痛等。
【**用法用量**】煎汤内服，3～9克；研末，1～3克；入丸、散。外用：磨汁涂或研末撒。
【**使用禁忌**】孕妇慎服。

【实用本草妙方】

吐血衄血	赤痢血痢	大肠下血
三七3克，自嚼，米汤送服。	三七9克，研末，米泔水调服，即愈。	三七研末，同淡白酒调3～6克服，3服可愈。

【养生药膳房】

西洋参三七茶

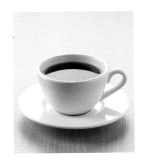

☆所需材料☆ **三七粉10克、西洋参8克**
☆**制作方法**☆ 取一个干净的茶杯，放入备好的药材，注入适量开水，至八九分，盖上盖，泡约5分钟，至其析出有效成分，滤出茶渣，即可饮用。

功效主治
滋阴补气、活血止血，适用于心绞痛、冠心病、痛经。

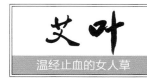

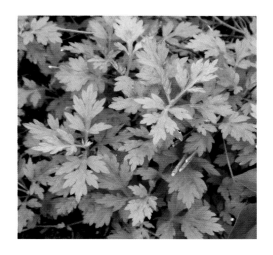

李时珍说："艾叶生则微苦太辛，熟则微辛太苦，生温熟热，纯阳也。可以取太阳真火，可以回垂绝元阳。服之则走三阴，而逐一切寒湿，转肃杀之气为融和。灸之则透诸经，而治百种病邪……"

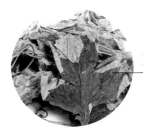

【药用部分】
艾的叶。

【性味归经】性温，味苦、辛；归肝、脾、肾经。
【具体功效】温经止血、安胎、逐寒湿、理气血。
【主治范围】吐衄、月经不调、痛经、胎动不安、心腹冷痛等。
【用法用量】煎汤内服，3～10克；入丸、散；捣汁服用。外用：捣蓉制作艾炷或艾条熏灸、捣敷、煎水熏洗、炒热温熨。
【使用禁忌】阴虚血热者慎服。

【实用本草妙方】

便后下血	产后泻血不止	鼻血不止
艾叶、生姜煎浓汁，服20毫升。	干艾叶、炙熟老生姜各15克，煎浓汤，一服止。	艾灰吹之，亦可以艾叶煎服。

【养生药膳房】

艾叶排骨粥

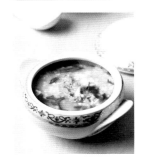

☆所需材料☆ 排骨300克、水发大米150克、艾叶40克、盐适量

☆制作方法☆ 艾叶洗净，排骨汆水，砂锅中注水烧开，倒入水发大米、排骨，煮至食材熟透，放入艾叶、盐，拌匀调味，熄火后盛出煮好的粥即可。

功效主治
散寒止痛、温经止血，适用于体虚怕冷、月经不调等。

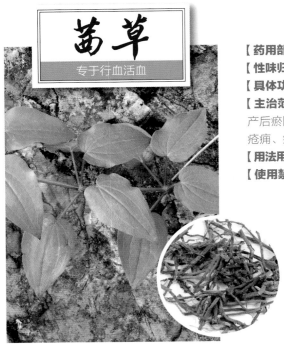

茜草

专于行血活血

【**药用部分**】茜草的根及根茎。

【**性味归经**】性寒，味苦；归肝经。

【**具体功效**】凉血止血、活血化瘀。

【**主治范围**】血热咯血、尿血、便血、崩漏、产后瘀阻腹痛、跌打损伤、风湿痹痛、黄疸、疮痈、痔肿等。

【**用法用量**】煎汤内服，10 ~ 15 克；入丸、散。

【**使用禁忌**】脾胃虚寒及无瘀滞者慎服。

【**实用本草妙方**】

吐血不定：茜草根 30 克，捣末，每服 6 克，水煎冷服。

鼻血不止：茜草根、艾叶各 30 克，乌梅肉 7.5 克，研末，炼蜜丸如梧桐子大，每次服用 50 丸，以乌梅汤送下。

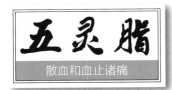

五灵脂

散血和血止诸痛

【**药用部分**】复齿鼯鼠的干燥粪。

【**性味归经**】性温，味苦、甘；归肝经。

【**具体功效**】活血止痛、化瘀止血、消积解毒。

【**主治范围**】心腹血气诸痛、闭经、崩漏下血、小儿疳积等。

【**用法用量**】煎汤内服，5 ~ 10 克；入丸、散。

【**使用禁忌**】血虚无瘀者慎用，禁与人参同服。

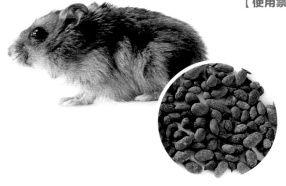

【**实用本草妙方**】

经血不止：五灵脂炒烟尽，研末，每服 6 克，当归 2 片，酒 1 杯，煎至半杯，热服。

吐血呕血：五灵脂 30 克、芦荟 6 克，研末，滴水丸如芡子大，捏作饼子，每次以龙脑浆水化服两饼。

第九章

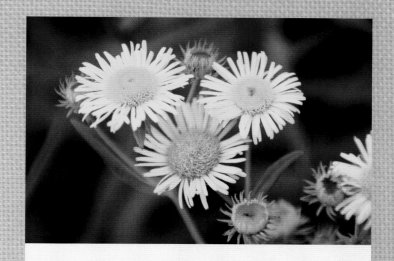

化痰止咳平喘药

　　化痰止咳平喘药可化除痰涎，制止咳嗽，平定气喘。痰涎与咳嗽、气喘有一定的关系，一般咳喘每多夹痰，而痰多亦每致咳喘，故将化痰、止咳、平喘合并介绍。但其中有的药物以化痰为主要功效，或虽属化痰而并不用于咳嗽气喘；有的则以止咳平喘为主要功效，或虽属止咳平喘却无化痰作用。

化 痰 药

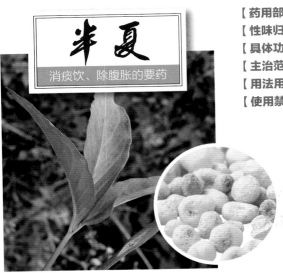

半夏
消痰饮、除腹胀的要药

【**药用部分**】半夏的块茎。

【**性味归经**】性平，味辛；有毒；归脾、胃经。

【**具体功效**】燥湿化痰、消痞散结、降逆止呕。

【**主治范围**】胸胀咳逆、头眩、咽喉肿痛等。

【**用法用量**】3 ~ 10 克，煎服。

【**使用禁忌**】血证及阴虚燥咳者忌服。

【**实用本草妙方**】

风痰湿痰：半夏 500 克、天南星 15 克，分别泡汤，晒干研末，用泾汗和成饼，焙干，再加入神曲 15 克、白术末 120 克、枳实末 60 克，用姜汁、面调末糊成梧桐子大小的丸子。每次服 50 丸，姜汤送下。

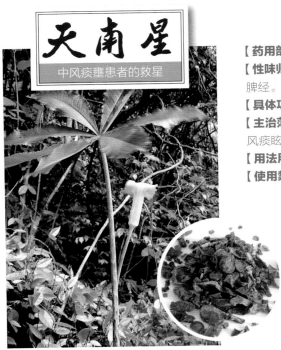

天南星
中风痰壅患者的救星

【**药用部分**】天南星的块茎。

【**性味归经**】性温，味苦；有大毒；归肺、肝、脾经。

【**具体功效**】燥湿化痰、祛风解痉。

【**主治范围**】中风痰壅、口眼歪斜、半身不遂、风痰眩晕、癫痫、惊风、破伤风、痰湿咳嗽等。

【**用法用量**】煎服，3 ~ 10 克，多制用。

【**使用禁忌**】阴虚燥痰者及孕妇忌用。

【**实用本草妙方**】

口眼歪斜：天南星（生）研为末，用自然姜汁调匀。病在左侧，敷右侧；病在右侧，敷左侧。

风痰咳嗽：大天南星 1 枚，炮裂研成末。每取 3 克，加水 1 碗，姜 3 片，煎成半碗，温服。

【**药用部分**】旋覆花的头状花序。

【**性味归经**】性微温，味咸、苦、辛；有小毒；归肺、脾、胃、大肠经。

【**具体功效**】补中下气、通利血脉、祛风除痰。

【**主治范围**】咳喘痰多、心下痞硬、肋下胀满疼痛、嗳气、呃逆、呕吐、水肿腹胀、闪腰岔气。

【**用法用量**】煎服（包煎），3 ~ 9 克。

【**使用禁忌**】阴虚劳嗽、津伤燥咳者忌用。

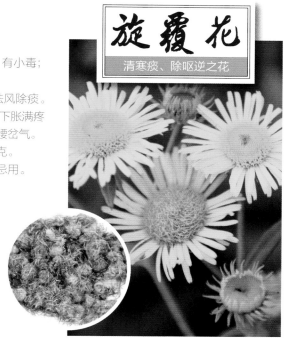

旋覆花

清寒痰、除呕逆之花

【 **实用本草妙方** 】

中风壅滞： 旋覆花洗净焙研，加炼蜜和成梧桐子大的丸子。睡前用茶汤送下 5 ~ 10 丸。

半产漏下： 旋覆花 90 克、葱 14 根、茜草少许。清水 250 毫升，煎煮至 80 毫升，顿服。

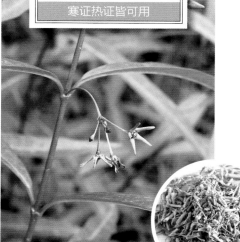

白前

寒证热证皆可用

【**药用部分**】柳叶白前的根及根茎。

【**性味归经**】性微温，味辛、甘；归肺经。

【**具体功效**】泻肺降气、下痰止嗽。

【**主治范围**】肺气壅实、咳嗽痰多、喘息。

【**用法用量**】煎服，6 ~ 9 克。

【**使用禁忌**】素有胃病者，用量不宜过多；肺虚干咳者，不宜应用。

【 **实用本草妙方** 】

久嗽咯血： 白前、桔梗、桑白皮各 90 克（炒过），炙甘草 30 克，加水 600 毫升，煮成 200 毫升，分 3 次服。忌食猪肉、白菜。

久咳喉中有声，不能安睡： 取白前焙干捣为末，每次服 6 克，以温酒送服。

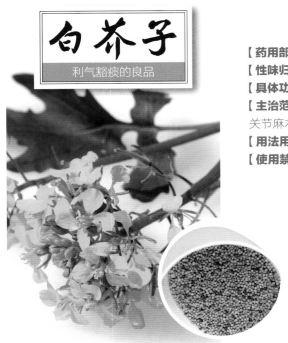

白芥子

利气豁痰的良品

【**药用部分**】白芥的种子。

【**性味归经**】性温，味辛；归肺经。

【**具体功效**】温肺豁痰利气、散结通络止痛。

【**主治范围**】寒痰咳嗽、胸胁胀痛、痰滞经络、关节麻木、痰湿流注、阴疽肿毒。

【**用法用量**】水煎服，3～9克。外用：适量。

【**使用禁忌**】肺虚咳嗽、阴虚火旺者忌服。

【 实用本草妙方 】

反胃上气： 白芥子研末，酒服3～6克。

热痰烦运： 白芥子、黑芥子、大戟、甘遂、芒硝、朱砂等份，研末，糊丸如梧桐子大。每次服20丸，用姜汤送服。

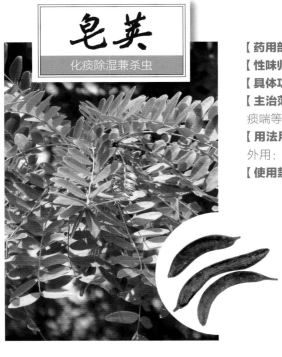

皂荚

化痰除湿兼杀虫

【**药用部分**】皂荚的果实。

【**性味归经**】性温，味辛；微毒；归肺、大肠经。

【**具体功效**】祛风痰、除湿毒、杀虫。

【**主治范围**】中风口眼歪斜、头风头痛、咳嗽痰喘等。

【**用法用量**】研末入丸、散，1.5～2.5克。外用：煎汤洗、捣烂或烧存性研末敷。

【**使用禁忌**】孕妇忌服。

【 实用本草妙方 】

中风口噤不开，涎潮壅上： 皂角适量（去皮），猪脂涂炙黄色，研末，每服3克，温酒调下。

中暑不省： 皂荚30（烧存性）、甘草各30克（微炒），研末，温水调3克，灌之。

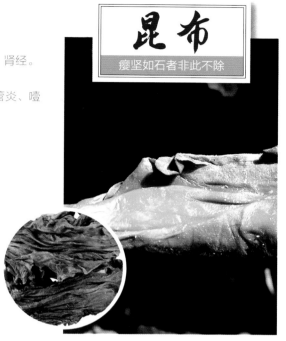

昆布

瘿坚如石者非此不除

【**药用部分**】昆布、裙带菜的叶状体。

【**性味归经**】性寒，味咸；归肝、胃、肾经。

【**具体功效**】软坚散结、消痰、利水。

【**主治范围**】瘿瘤、瘰疬、慢性支气管炎、噎膈、水肿、脚气、睾丸肿痛等。

【**用法用量**】煎服，6～12克。

【**使用禁忌**】昆布反甘草。

【实用本草妙方】

瘿气结核，肿硬： 昆布30克，洗去咸味，晒干为散。取3克用棉布包裹，放在醋中浸过，含服，味道变淡后吞下，再更换新的。

项下渐肿： 昆布、海藻等份，研末，加蜜做成如杏核大的丸子。随时含咽。

桔梗

药食两用，宣肺祛痰

【**药用部分**】桔梗的根。

【**性味归经**】性平，味苦、辛；归肺、胃经。

【**具体功效**】宣肺、利咽、祛痰、排脓。

【**主治范围**】感冒咳嗽、痰多不爽、咽喉肿痛、音哑、胸满痞闷、肺痈咳吐脓血。

【**用法用量**】煎服，3～9克。

【**使用禁忌**】阴虚久嗽者不宜用，气逆及咯血者忌服，下虚及怒气上升者不宜。

【实用本草妙方】

胸满不痛： 桔梗、枳壳等份，加水400毫升，煎取200毫升，温服。

伤寒腹胀，为阴阳不和所致： 桔梗、半夏、陈皮各9克，生姜5片，加水400毫升，煎至200毫升，温服。

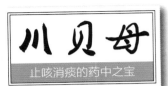

李时珍说："承曰：贝母能散心胸郁结之气，故《诗》云言：采其 ，是也。作诗者，本以不得志而言。今用治心中气不快、多愁郁者，殊有功。信矣。好古曰：贝母乃肺经气分药也仲景治寒实结胸、外无热证者，三物小陷胸汤主之，白散亦可，以其内有贝母也。"

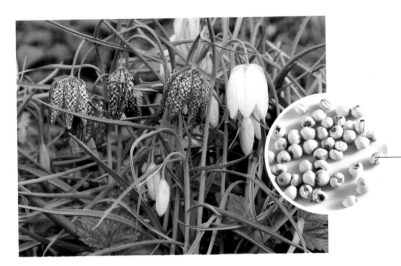

【药用部分】
卷叶贝母、乌花贝母或棱砂贝母等的鳞茎。

【性味归经】性微寒，味苦、甘；归心、肺经。

【具体功效】润肺止咳、化痰散结。

【主治范围】肺热咳嗽、肺虚久咳、咯血、肺痿、肺痈、胸膈胀痛、痰火结核、瘿瘤、瘰疬、疮痈肿毒、乳痈喉痹、前列腺肿大。

【用法用量】内服：煎汤，3～9克；研末吞服，0.9～1.5克。

【使用禁忌】寒湿痰及食积痰火作嗽、湿痰在胃恶心欲吐、痰饮作寒热、脾胃湿痰作眩晕及痰厥头痛、呕吐、胃寒作泄者禁用。

【实用本草妙方】

化痰止咳，消食除胀	小儿百日咳	孕妇咳嗽
贝母去心30克、姜制厚朴15克，蜜调做成如梧桐子大的丸子，每次用白开水送服50丸。	贝母15克、甘草（半生半炙）6克，研为末，加白砂糖做成芡子大的丸子，每次用米汤化服1丸。	贝母去心，用麸炒黄研成末，加白砂糖搅拌做成芡子大的药丸，每次含咽1丸。

浙贝母

【性味归经】性寒，味大苦；归肺、
胆、胃、肝经。
【具体功效】清热化痰、降气止咳。
【主治范围】风热咳嗽、痰黏难咳、
肺痈吐脓、胸痛气急、疮痈肿毒等。

土贝母

【性味归经】性凉，味苦；归肺、
脾经。
【具体功效】散结毒、消痈肿。
【主治范围】乳痈、瘰疬痰核、疮疡
肿毒及蛇虫毒等。

【养生药膳房】

川贝枇杷汤

所需材料
雪梨…………40克
枇杷、冰糖……各25克
川贝母…………2克

制作方法
　　枇杷去籽切块，雪梨去核切块，锅中注水烧热，
倒入川贝母煮熟，放入冰糖、雪梨、枇杷，煮至冰
糖完全溶入汤汁，盛出即成。

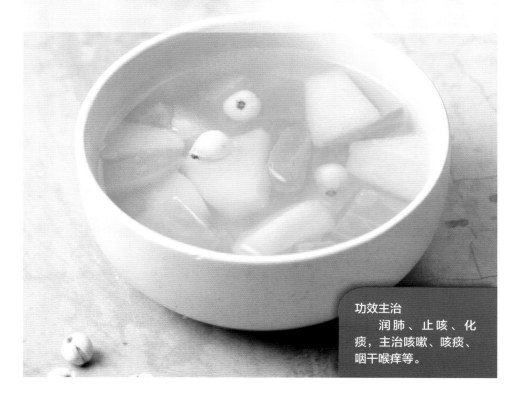

功效主治
　　润肺、止咳、化
痰，主治咳嗽、咳痰、
咽干喉痒等。

止咳平喘药

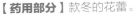

【药用部分】款冬的花蕾。

【性味归经】性温，味辛、微甘；归肺经。

【具体功效】润肺下气、化痰止嗽。

【主治范围】咳逆喘息、喉痹等。

【用法用量】煎汤服，1.5 ~ 15克；入丸、散。

【使用禁忌】肺火燔灼、肺气焦满者不可用。

【实用本草妙方】

咳嗽带血：款冬花、百合（蒸焙）等份，研末，蜜丸如龙眼大，每卧时嚼1丸，姜汤送下。

口中疳疮：款冬花、黄连等份，研细末，调成饼子。先以蛇床子煎汤漱口，后以饼子敷之。

【药用部分】独行菜的种子。

【性味归经】性寒，味辛、苦；归肺、心、肝、胃经。

【具体功效】祛痰平喘、利水消肿。

【主治范围】肺痈、水肿、胸腹积水等。

【用法用量】煎汤内服，3 ~ 9克；或研末入丸、散。

【使用禁忌】肺虚喘咳、脾虚肿满者忌服。

【实用本草妙方】

腹胀积聚：葶苈子80克，以酒400毫升浸泡7日，日服20毫升。

痰饮咳嗽：葶苈子、知母、贝母各30克，研末，枣肉、白砂糖各15克，和丸如弹子大，以新棉裹1丸，含之咽津。

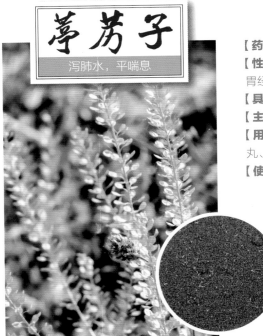

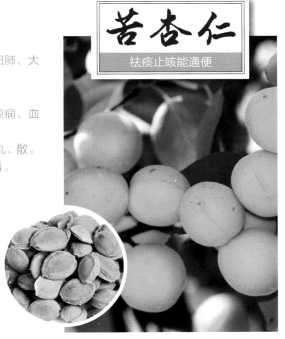

苦杏仁

祛痰止咳能通便

【**药用部分**】杏的种子。

【**性味归经**】性温，味苦；有小毒；归肺、大肠经。

【**具体功效**】祛痰止咳、平喘润肠。

【**主治范围**】外感咳嗽、伤燥咳嗽、惊痫、血崩、耳聋、肠燥便秘等。

【**用法用量**】煎汤服，3 ～ 10克；入丸、散。

【**使用禁忌**】内服不宜过量，以免中毒。

【**实用本草妙方**】

咳逆上气，不拘大人小儿：杏仁200克，炒黄研膏，入蜜80毫升，杵熟，每食前含之，咽汁。

喘促浮肿，小便淋沥：杏仁30克，去皮尖熬研，和米煮粥，空腹吃。

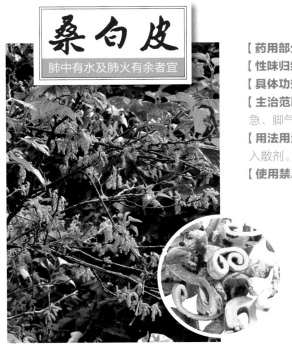

桑白皮

肺中有水及肺火有余者宜

【**药用部分**】桑除去栓皮的根皮。

【**性味归经**】性寒，味甘；归肺、脾经。

【**具体功效**】泻肺平喘、行水消肿。

【**主治范围**】肺热喘咳、吐血、水肿、胀满喘急、脚气、小便不利等。

【**用法用量**】煎汤内服，10 ～ 25克；或研末入散剂。

【**使用禁忌**】肺虚无火、风寒咳嗽者忌服。

【**实用本草妙方**】

咳嗽吐血，甚者殷鲜：桑白皮500克，米汤浸三宿，刮去黄皮，锉细，入糯米120克，焙干研末，每次服3克，米汤下。

消渴尿多：桑白皮（灸黄黑）适量，锉，以水煮浓汁，随意饮之。

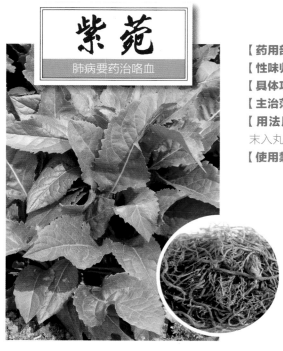

紫菀

肺病要药治咯血

【**药用部分**】紫菀的根及根茎。

【**性味归经**】性温，味略苦；归肺经。

【**具体功效**】温肺、下气。

【**主治范围**】虚劳咳吐脓血、喉痹、小便不利等。

【**用法用量**】煎汤内服，2.5～15克；或研末入丸、散。

【**使用禁忌**】有实热者忌服。

【 **实用本草妙方** 】

肺伤咳嗽：紫菀15克，清水200毫升，煎至140毫升，温服，每日3次。

久嗽不愈：紫菀、款冬花各30克，百部15克，捣烂研末，每服9克，姜3片、乌梅1个，煎汤调下，每日2次。

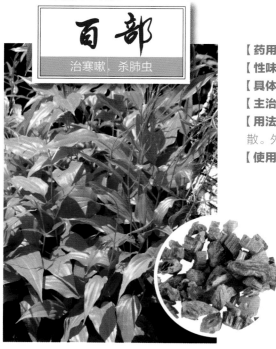

百部

治寒嗽，杀肺虫

【**药用部分**】蔓生百部块根。

【**性味归经**】性微温，味甘、苦；归肺经。

【**具体功效**】温润肺气、止咳、杀虫。

【**主治范围**】风寒咳嗽、百日咳、肺结核等。

【**用法用量**】煎汤内服，5～15克；或入丸、散。外用：煎水洗或研末调敷。

【**使用禁忌**】热嗽、水亏火炎者禁用。

【 **实用本草妙方** 】

暴咳：百部、生姜各捣汁等份，煎服15毫升。

小儿寒嗽：百部（炒）、麻黄（去节）各20克（研末），杏仁适量（去皮尖炒，仍以水略，煮三五沸，研泥），入熟蜜和丸如皂子大，每次服2～3丸，温水送服。

【**药用部分**】北马兜铃和马兜铃的果实。

【**性味归经**】性寒，味苦；归肺经。

【**具体功效**】清肺降气、化痰止咳。

【**主治范围**】肺热喘咳、痰中带血等。

【**用法用量**】煎汤内服，5 ～ 15 克。

【**使用禁忌**】虚寒咳喘及脾弱便泄者慎服。

【 **实用本草妙方** 】

肺气喘急：马兜铃 60 克（去壳及膜）、酥 15 克（入碗内拌匀，慢火炒干）、甘草（炙）30 克，研末，每次服 3 克，以清水 200毫升，煎至 120 毫升，温服。

咽中如有物，咽不下，吐不出，心下热闷：马兜铃 30 克，煎水服，即吐出。

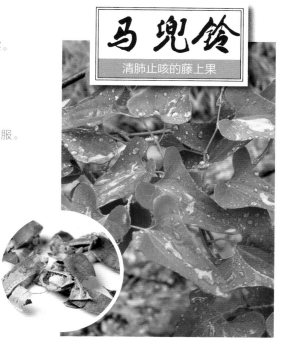

马兜铃

清肺止咳的藤上果

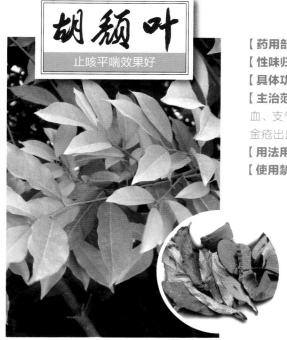

胡颓叶

止咳平喘效果好

【**药用部分**】胡颓子的叶片。

【**性味归经**】性微温，味酸；归肺、脾经。

【**具体功效**】止咳平喘、止血。

【**主治范围**】肺虚咳嗽、肺喘剧甚、肺结核咯血、支气管哮喘、慢性支气管炎、痈疽发背、金疮出血等。

【**用法用量**】煎汤内服，9 ～ 15 克；或捣敷。

【**使用禁忌**】暂无明显禁忌。

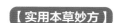

【 **实用本草妙方** 】

肺喘剧甚者：胡颓叶适量，焙研为细末，米汤调服 2 克。

咳嗽：鲜胡颓子叶 30 克，煎汤，加糖少许内服。

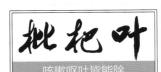

枇杷叶

咳嗽呕吐皆能除

李时珍说："枇杷叶，气薄味浓，阳中之阴。治肺胃之病，大多取其下气之功耳。气下则火降痰顺，而逆者不逆，呕者不呕，渴者不渴，咳者不咳矣。"

【性味归经】性凉，味苦；归肺、胃经。
【具体功效】清肺和胃、降气化痰。

【药用部分】
枇杷叶片。

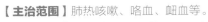

【主治范围】肺热咳嗽、咯血、衄血等。
【用法用量】煎汤内服，干品 7.5 ～ 15 克，鲜品 25 ～ 50 克；熬膏或入丸、散。
【使用禁忌】胃寒呕吐者、肺感风寒而致咳嗽者均忌用。

【实用本草妙方】

反胃呕哕	温病发哕因饮水多者	衄血不止
枇杷叶、丁香各30克，人参60克，研末，每服9克，以清水200毫升、姜3片煎水送服。	枇杷叶、茅根各100克，清水300毫升，煎至150毫升，分数次饮之。	枇杷叶（去毛），焙研末，以茶送服9～18克，每日2次。

【养生药膳房】

枇杷叶杏仁茶

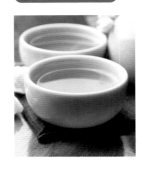

☆所需材料☆ 桑叶 3 克、枇杷叶 5 克、杏仁 8 克、蜂蜜适量

☆制作方法☆ 砂锅注水烧开，倒入备好的枇杷叶、桑叶、杏仁。盖上锅盖，用大火煮 20 分钟，熄火后将药汁盛出，装入碗中，加入蜂蜜调匀即可。

功效主治
　　润肺清痰、清热解毒，适用于肺热咳嗽、咽干咽痒等。

第十章

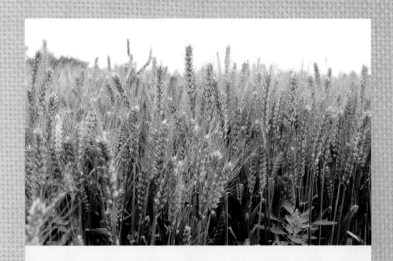

安神收敛药

凡以镇静安神为主要功效的药物，称为安神药。质重的矿石药及介类药，为重镇安神药，多用于实证；属于植物药而取其养心滋肝的作用，为养心安神药，适用于虚证。

凡具有收敛固涩作用，可以治疗各种滑脱证候的药物，称为收敛药，又叫收涩药。滑脱的病症，主要有自汗、盗汗、久泻久痢、久咳虚喘、遗精滑精、溲多遗尿、白带日久、失血崩漏等症。

安 神 药

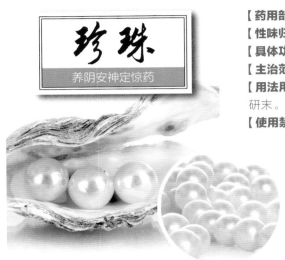
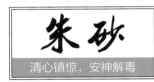

珍珠
养阴安神定惊药

【**药用部分**】珍珠贝受刺激形成的珍珠。
【**性味归经**】性寒，味甘、咸；归心、肝经。
【**具体功效**】镇心安神、养阴息风、清热坠痰。
【**主治范围**】惊悸、怔忡、癫痫、惊风抽搐等。
【**用法用量**】入丸、散，1～1.5克。外用：研末。
【**使用禁忌**】非火热引起的病症勿用。

【 **实用本草妙方** 】

安魂定魄：珍珠末豆大一粒，蜜一蚬壳，和服，每日3次，尤宜小儿。

痘不发：珍珠7枚，研末，新汲水（一种药物，主治镇心安神，治口臭）调服。

朱砂
清心镇惊，安神解毒

【**药用部分**】硫化物类天然的辰砂矿石。
【**性味归经**】性寒，味甘；有毒；归心经。
【**具体功效**】安神定惊、明目。
【**主治范围**】癫痫、心烦、失眠、疮疡等。
【**用法用量**】研末，0.5～1.5克；入丸、散。
【**使用禁忌**】不宜久服、多服。

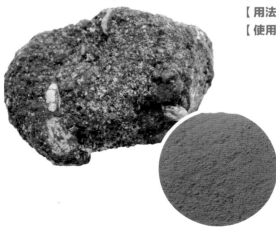

【 **实用本草妙方** 】

血入心窍，不能言语：朱砂研末，以雄猪心血和丸如麻子大，每次以枣汤送下7丸。

癫痫狂乱：将朱砂60克、灯心草90克放入2个猪心内，麻扎，石器煮24小时，取砂研末，以茯神末60克，酒打薄糊丸如梧桐子大。每次服9～25丸，麦冬汤送下。

【**药用部分**】侧柏的干燥种仁。

【**性味归经**】性平，味甘；归心、肾经。

【**具体功效**】养心安神、润肠通便。

【**主治范围**】惊悸、头痛、心慌、心烦、心神不宁、思虑过度、失眠、遗精、盗汗、便秘等。

【**用法用量**】煎服，5 ~ 15 克；或入丸、散。外用：炒研取油涂。

【**使用禁忌**】便溏及痰多者忌服。

【 **实用本草妙方** 】

老人虚秘： 柏子仁、松子仁、大麻仁等份，同研，溶蜜蜡丸如梧桐子大，以少黄丹汤，食前调服 20 ~ 30 丸，每日 2 次。

小儿啼，惊痫腹满，大便青白色： 柏子仁末，温水调服 3 克。

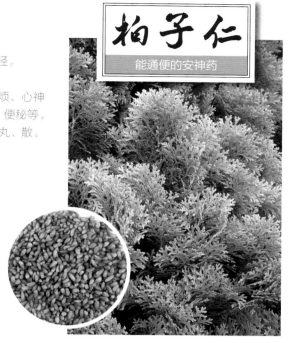

柏子仁
能通便的安神药

茯神
心虚惊悸用茯神

【**药用部分**】松根的白色部分。

【**性味归经**】性平，味甘、淡；归心、脾经。

【**具体功效**】宁心、安神、利水。

【**主治范围**】心虚惊悸、健忘、失眠、惊痫、小便不利等。

【**用法用量**】煎汤服，15 ~ 25 克；入丸、散。

【**使用禁忌**】暂无明显禁忌。

【 **实用本草妙方** 】

心神不定，恍惚健忘： 茯神 60 克（去皮）、沉香 15 克，研末，炼蜜丸如小豆大，每次服 30 丸，食后人参汤送下。

风寒冷湿搏于筋骨： 茯神 30 克、乳香 3 克，石器炒，研为末，每次服 6 克，木瓜酒送下。

小麦

安心神，除烦热

李时珍说："按《素问》云：麦属火，心之谷也。郑玄云：麦有孚甲，属木。孙思邈云：麦养心气，与《素问》合。夷考其功，除烦、止渴、收汗、利溲、止血，皆心之病也，当以《素问》为准。盖许以时，郑以形，而《素问》以功性，故立论不同尔。"

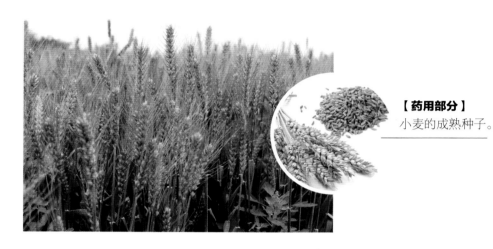

【药用部分】
小麦的成熟种子。

【性味归经】性凉，味甘；归心、脾、肾经。

【具体功效】养心、益肾、除热、止渴。

【主治范围】脏躁、烦热、泻痢、痈肿、外伤出血、烫伤等。

【用法用量】煎汤服，50～100克；或煮粥；小麦面冷水调服或炒黄温水调服。外用：小麦炒黑研末调敷。

【使用禁忌】暂无明显禁忌。

【实用本草妙方】

消渴心烦	头疮	白癜风
小麦做饭及粥食。	小麦烧存性，研为末，油调敷。	小麦摊石上，以烧铁物压出油，涂搽患处。
水火烫伤未成疮者	**老人淋证**	**项下瘿气**
小麦炒黑，研入腻粉，油调涂患处，不要接触冷水。	小麦30克、通草60克，加水250毫升煎煮成60毫升，温服。	将小麦以醋泡过，晒干研末，加海藻（洗净，研为末90克）和匀，每次以酒送服2克，每日3次。

浮小麦

【性味归经】性寒，味甘、咸；归心经。

【具体功效】除蒸止汗。

【主治范围】潮热、自汗、盗汗等。

麦麸

【性味归经】性寒，味甘；归大肠经。

【具体功效】止汗、止泻、散瘀。

【主治范围】虚汗、盗汗、腹泻、糖尿病、口腔炎、热疮、风湿痹痛、脚气等。

【养生药膳房】

小麦豆浆

所需材料

小麦 ……………40 克

水发黄豆………60 克

白砂糖…………适量

制作方法

　　将小麦、黄豆倒入豆浆机中，注入适量清水，开始打浆，待豆浆机运转约 15 分钟，即成豆浆，将豆浆盛入碗中，加入少许白糖，搅拌片刻至白糖溶化即可。

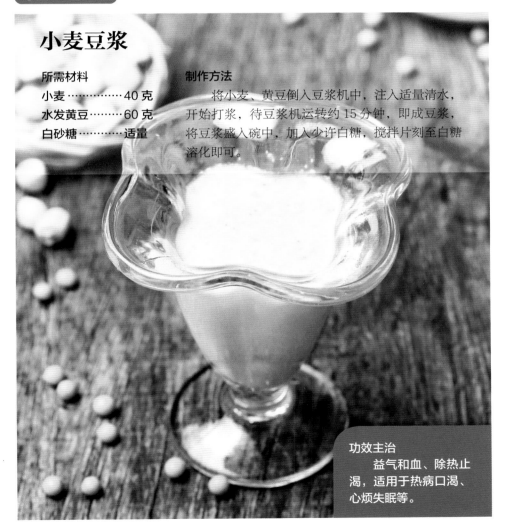

功效主治

　　益气和血、除热止渴，适用于热病口渴、心烦失眠等。

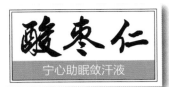
宁心助眠敛汗液

李时珍说："酸枣实，味酸性收，故主肝病，寒热结气，酸痹久泄，脐下满痛之症。其仁甘而润，故熟用疗胆虚不得眠、烦渴虚汗之症，生用疗胆热好眠，皆足厥阴、少阳药也。今人专以为心家药，殊味此理。"

【性味归经】性平，味酸、甘；归肝、胆、心经。
【具体功效】补肝、宁心助眠、敛汗、生津。

【药用部分】
酸枣的干燥成熟种子。

【主治范围】虚烦不眠、惊悸多梦、体虚自汗、盗汗、津伤口渴、口干等。
【用法用量】水煎内服，10～25克；或研细末入丸、散。
【使用禁忌】凡有实邪郁火及滑泄者慎服。

【实用本草妙方】

胆虚不眠，心多惊悸	骨蒸不眠、心烦	睡中汗出
酸枣仁30克炒香，捣为散，每服6克，以竹叶汤调下。	酸枣仁60克，加清水适量研绞取汁，用粳米300克、熟地黄汁8毫升，一起煮粥食用。	酸枣仁、人参、茯苓等份，研末，每次服3克，米汤送下。

【养生药膳房】

人参茯神枣仁汤

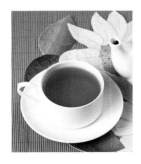

☆所需材料☆ 人参50克、茯神10克、酸枣仁17克、白糖少许

☆制作方法☆ 砂锅注水烧热，倒入人参、茯神、酸枣仁，煮约30分钟，加入白砂糖，煮至溶化，熄火后盛出煮好的汤汁，滤入碗中即成。

功效主治
安神益智、补脾益肺，适用于失眠烦热、盗汗等。

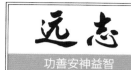

远志

功善安神益智

李时珍说："远志，入足少阴肾经，非心经药也。其功专于强志益精，治善忘。盖精与志，皆肾经之所藏也。肾经不足，则志气衰，不能上通于心，故迷惑善忘。"

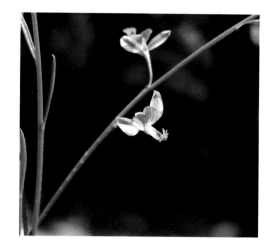

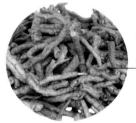

【药用部分】
远志或卵叶远志的干燥根。

【性味归经】性温，味辛、苦；归心、肾、肺经。

【具体功效】安神益智、祛痰、解郁。

【主治范围】惊悸、健忘、梦遗、失眠、咳嗽多痰、疮疡肿等。

【用法用量】煎汤服，5～15克；浸酒或研末入丸、散。

【使用禁忌】心肾有火、阴虚阳亢者忌服。

【实用本草妙方】

七情内郁	心孔昏塞，多忘善误
远志适量，用米泔水浸洗后，捶去心，研为细末，每次取9克，以温酒一盏调服，服后以渣滓敷患处。	远志适量，研末服。

【养生药膳房】

远志炒菜心

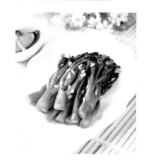

☆所需材料☆ 菜心500克，松仁少许，远志8克，盐、鸡粉各2克，食用油适量

☆制作方法☆ 砂锅加水烧热，倒入远志煮30分钟，滤出煮好的药汁；热锅注油，倒入菜心，翻炒片刻，倒入药汁，加入盐、鸡粉，放入松仁，翻炒均匀，熄火盛出即可。

功效主治
安神益智、祛痰止咳，适用于失眠、痰多咳嗽等。

收 敛 药

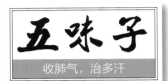

五味子

收肺气，治多汗

李时珍说："杲曰：收肺气，补气不足，升也。酸以收逆气，肺寒气逆，则宜此与干姜同治之。又五味子收肺气，乃火热必用之药，故治嗽以之为君。但有外邪者不可骤用……"

【性味归经】性温，味酸；归肺、肾、心经。
【具体功效】收敛固涩、益气生津、补肾宁心。
【主治范围】肺虚喘嗽、自汗、盗汗、腹泻等。

【药用部分】
五味子的干燥成熟果实。

【用法用量】煎服，3～6克；研末服；泡茶服。
【使用禁忌】外有表邪、内有实热、咳嗽初起者均应忌服。

【实用本草妙方】

久咳不止	五更肾泄	烂弦风眼
五味子15克，甘草4.5克，五倍子、风化硝各6克，研末，含服。	五味子60克、茱萸15克，同炒香，研末，每日以陈米饮送服6克。	五味子、蔓荆子等份，煎汤，频洗之。

【养生药膳房】

五味子蜂蜜绿茶

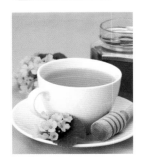

☆所需材料☆ 五味子（炒焦）、绿茶叶各5克，蜂蜜10克

☆制作方法☆ 取一个茶杯，倒入备好的绿茶叶、五味子，注入少许开水，冲洗一下，滤出水分，再次注入适量开水，至八九分，盖上盖，泡约5分钟，稍凉加入蜂蜜调匀即可。

功效主治
　　收敛固涩、补中益气，适用于气喘难止、自汗盗汗等。

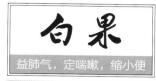

益肺气，定喘嗽，缩小便

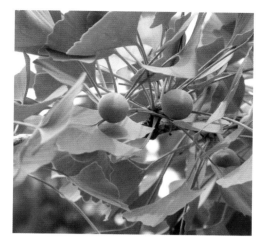

李时珍说："银杏，宋初始著名，而修本草者不收。近时方药亦时用之。其气薄味浓，性涩而收，色白属金。故能入肺经，益肺气，定喘嗽，缩小便。生捣能浣油腻，则其去痰浊之功，可类推矣。"

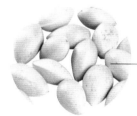

【药用部分】
银杏的干燥的成熟种子。

【性味归经】 性平，味甘；有毒；归肺经。
【具体功效】 敛肺定喘、止带浊、缩小便。
【主治范围】 痰多、哮喘、咳嗽、带下白浊、胸闷、遗精、淋病、小便频数等。
【用法用量】 煎汤内服，15 ～ 30 克；或者研细末入丸、散。
【使用禁忌】 不可多用，以免中毒。

【实用本草妙方】

寒嗽痰喘	小便频数	小便白浊
白果7个，煨熟，以熟艾做7丸，每果入艾1丸，纸包再煨香，去艾吃。	白果14枚，七生七煨，食之，取效，止。	生白果仁10枚，擂水饮，每日1次，取效，止。

【养生药膳房】

白果薏苡仁山药粥

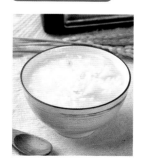

☆所需材料☆ 薏苡仁30克、白果10粒、粳米50克、山药100克、冰糖适量

☆制作方法☆ 白果去壳浸泡撕皮，锅中加水，下薏苡仁、粳米、山药，煮约20分钟，下白果续煮20分钟，放入冰糖，煮约2分钟盛出即成。

功效主治
健脾、利湿、清热，适用于痰多、喘息、带下过多等。

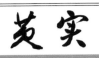

芡实

除湿止泻治带下

李时珍说："案孙升《谈圃》云：芡本不益人，而俗谓之水流黄何也？盖人之食芡，必咀之，终日嗒嗒。而芡味甘平，腴而不腻。食之者能使华液流通，转相灌溉，其功胜于乳石也。"

【性味归经】性平，味甘、涩；归脾、肾经。

【具体功效】益肾固精、健脾止泻、除湿止带。

【药用部分】
芡实的成熟种仁。

【主治范围】遗精、滑精、带下病、腹痛、腹泻、脾虚痰多、腰膝酸软等。

【用法用量】煎汤内服，15～25克；或者研细末入丸、散。

【使用禁忌】食不运化者忌食。

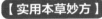【实用本草妙方】

益精气，强志意，利耳目	色欲过度，小便数，遗精	白带过多
芡实450克（煮熟去壳），粳米150克煮粥，日日空腹食。	秋石、茯苓、芡实、莲子各60克，研末，蒸枣和丸如梧桐子大，每次服30丸。	芡实粉、白茯苓粉各适量，黄蜡化蜜和丸如梧桐子大，每次服100丸，以盐汤送下。

【养生药膳房】 芡实海参粥

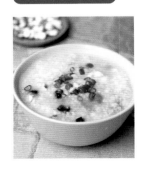

☆所需材料☆ 海参80克，大米200克，芡实粉10克，葱花、枸杞子各少许，盐、鸡粉各1克

☆制作方法☆ 海参切丁，砂锅注水，倒入大米煮熟软，倒入海参丁、枸杞子，续煮熟软，倒入芡实粉，煮5分钟，加入盐、鸡粉拌匀，盛出撒上葱花即可。

功效主治
安神宁心、固精益肾，适用于遗精、早泄、白带清稀等。

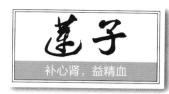

莲子

补心肾，益精血

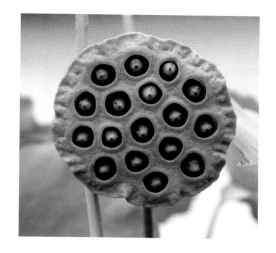

李时珍说："盖莲之味甘气温而性啬，禀清芳之气，得稼穑之味，乃脾之果也。脾者，黄宫，所以交媾水、火，会合木、金者也。土为元气之母，母气既和，津液相成，神乃自生，久视耐老，此其权舆也。"

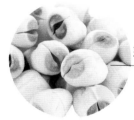

【药用部分】
莲的干燥成熟种子。

【性味归经】性平，味甘、涩；归心、脾、肾经。
【具体功效】养心、益肾、补脾。
【主治范围】夜寐多梦、心烦失眠、遗精、淋浊、久痢、虚泻、崩漏、带下病等。
【用法用量】煎汤服，10～20克；或入丸、散；或炖食。
【使用禁忌】中满痞胀及大便燥结者忌服。

【实用本草妙方】

白浊遗精	心虚赤浊	反胃吐食
莲子、龙骨、益智仁等份，研末，每次服6克，空腹米汤送服。	莲子180克，炙甘草30克，研末，每服3克，灯心汤送服。	莲子研末，入少许肉豆蔻末，米汤调服。

【养生药膳房】

莲子芡实瘦肉汤

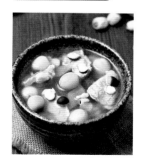

☆所需材料☆ 瘦肉250克、芡实10克、莲子15克、姜片少许、盐3克、料酒10毫升、鸡粉适量

☆制作方法☆ 莲子去心，瘦肉切块汆水。取砂锅，放入莲子、芡实、姜片、瘦肉，倒入水烧开，淋入料酒，炖1小时，加入盐、鸡粉调味后盛入碗中即成。

功效主治
　　益气补血、养心安神，适用于遗精、白带过多等。

海螵蛸

出血遗精皆可用

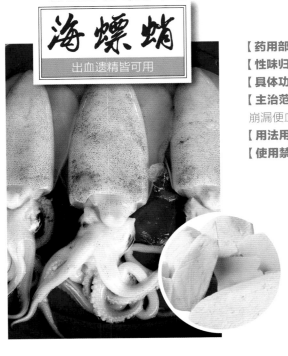

【**药用部分**】无针乌贼的干燥内壳。

【**性味归经**】性温，味咸、涩；归脾、肾经。

【**具体功效**】收敛止血、涩精止带、敛疮。

【**主治范围**】溃疡病、胃酸过多、吐血衄血、崩漏便血、遗精等。

【**用法用量**】煎服，5～9克。

【**使用禁忌**】膀胱有热而小便频数者忌用。

【实用本草妙方】

小儿痰嗽多年：海螵蛸末3克，米汤调服。

小便血淋：海螵蛸末3克，生地黄汁调服。

桑螵蛸

专治男女虚损

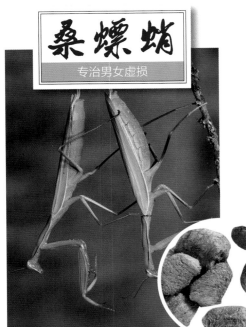

【**药用部分**】大刀螂的干燥卵鞘。

【**性味归经**】性平，味甘、咸；归肝、肾经。

【**具体功效**】益肾固精、缩尿、止浊。

【**主治范围**】遗精、滑精、遗尿、尿频、腰膝酸软、阳痿、早泄、性冷淡等。

【**用法用量**】煎汤内服，6～12克；或者研细末入丸、散。

【**使用禁忌**】阴虚火旺或膀胱有热者慎服。

【实用本草妙方】

遗精白浊：桑螵蛸（炙黄）30枚、黄芩60克，水煎，分2次服。

妇人遗尿：桑螵蛸酒炒研末，姜汤送服6克。

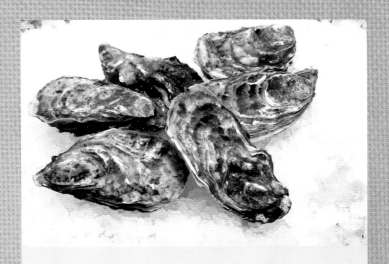

第十一章

平肝息风开窍药

　　凡具有平降肝阳、止息肝风作用的药物，称为平肝息风药，适用于肝阳上亢、头晕目眩，以及肝风内动、惊痫抽搐等症。

　　凡具有通关开窍回苏作用的药物，称为开窍药。开窍药善于走窜，能通窍开闭，苏醒神志，主要适用于热病神昏，以及惊风、癫痫、中风等病出现卒然昏厥的证候，临床常用此类药作为急救之品。

平肝息风药

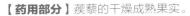

【**药用部分**】蒺藜的干燥成熟果实。
【**性味归经**】性温，味辛、苦；归肝经。
【**具体功效**】平肝解郁、活血祛风、明目止痒。
【**主治范围**】头痛眩晕、胸胁胀痛、乳闭乳痈、目赤翳障、风疹瘙痒等。
【**用法用量**】煎汤内服，6 ~ 15 克。
【**使用禁忌**】孕妇慎用。

【 **实用本草妙方** 】

腰脊引痛： 取适量蒺藜子捣末，加蜜和丸，如胡豆大小，以酒送服 2 丸，每日 3 次。

通身浮肿： 取蒺藜适量，日日煎汤洗浴。

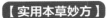

【**药用部分**】赤铁矿的矿石。
【**性味归经**】性平，味苦、甘；归肝、胃、心包经。
【**具体功效**】平肝镇逆、凉血止血。
【**主治范围**】嗳气呕逆、噎膈反胃、哮喘、吐血、鼻衄、肠风、痔瘘等。
【**用法用量**】煎汤服，15 ~ 50 克；入丸、散。
【**使用禁忌**】孕妇慎服。

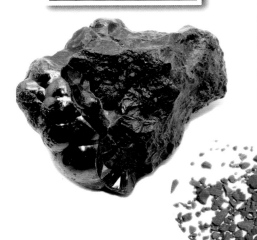

【 **实用本草妙方** 】

急慢惊风： 取适量代赭石（火煅、醋淬 10 次）研细，水飞后晒干，每次 1.5 ~ 3 克，真金汤调服。连用 3 次，如脚胫上出现红斑，即是邪出病愈之象。

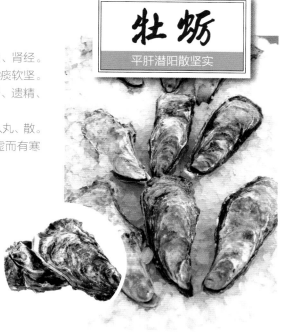

牡蛎
平肝潜阳散坚实

【药用部分】牡蛎的贝壳。

【性味归经】性微寒，味咸；归肝、胆、肾经。

【具体功效】平肝潜阳、止汗涩精、化痰软坚。

【主治范围】惊痫、眩晕、自汗、盗汗、遗精、淋浊等。

【用法用量】煎汤服，15 ~ 50克；或入丸、散。

【使用禁忌】凡病虚而多热者宜用，虚而有寒者忌用。

【实用本草妙方】

心脾气痛，有痰： 将牡蛎煅成粉，以酒送服6克。

气虚盗汗： 牡蛎、杜仲等份，研末，每次2克，以酒送服。

石决明
风阳上扰可用之

【药用部分】杂色鲍的贝壳。

【性味归经】性微寒，味咸；归肝经。

【具体功效】平肝潜阳、除热明目。

【主治范围】风阳上扰、头痛眩晕、惊搐、青盲、白内障等。

【用法用量】煎汤服，15 ~ 50克；或入丸、散。

【使用禁忌】脾胃虚寒者慎服。服本品不得食山桃。本品与云母相克。

【实用本草妙方】

畏光怕日： 石决明、黄菊花、甘草各3克，水煎冷服。

痘后目翳： 石决明（火研）、谷精草各等份，共为细末，以猪肝蘸食。

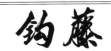

钩藤

平肝风，降血压

李时珍说："钩藤，手足厥阴药也。足厥阴主风，手厥阴主火。惊痫眩晕，皆肝风相火之病。钩藤通心包于肝木，风静火息，则诸证自除。"

【性味归经】性凉，味甘；归心、心包经。
【具体功效】清热平肝、息风定惊。

【药用部分】
钩藤的干燥带钩茎枝。

【主治范围】小儿惊痫、高血压、头晕目眩、妇人子痫等。
【用法用量】煎汤内服（不宜久煎），7.5 ~ 15 克；或入散剂。
【使用禁忌】本品盗气，虚者勿用；无火者勿服。

【实用本草妙方】

小儿惊热	斑疹不透	突得痫疾
钩藤30克、硝石15克、甘草（炙）6克，研散，温水送服1.5克，每日3次。	钩藤、紫草蓉等份，研末，每次服1.5克，温酒送服。	钩藤、甘草（炙）各6克，水煎服。

【养生药膳房】

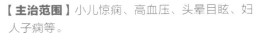
首乌银杏叶钩藤茶

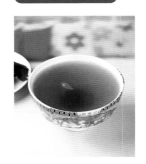

☆所需材料☆ 何首乌 10 克、银杏叶 5 克、钩藤 8 克
☆制作方法☆ 砂锅中加水烧开，放入何首乌、银杏叶、钩藤，用小火煮 20 分钟。揭开盖，将药材及杂质捞干净，把煮好的药茶盛出，装入碗中，待稍微放凉即可饮用。

功效主治
滋阴清热、平肝潜阳，适用于高血压、中风后遗症等。

天麻

肝风头痛必备佳品

李时珍说："天麻，乃肝经气分之药。《素问》云：诸风掉眩，皆属于肝。故天麻入厥阴之经而治诸病。"

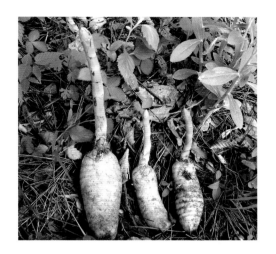

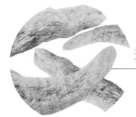

【药用部分】
天麻的干燥块茎。

【性味归经】性平，味甘；归肝经。

【具体功效】平肝、息风、止痉、定惊。

【主治范围】头痛眩晕、肢体麻木、中风、小儿惊风、癫痫抽搐、破伤风等。

【用法用量】煎汤内服，干品7.5～15克；或研末入丸、散。

【使用禁忌】不可与御风草根同用。

【实用本草妙方】

腰腿疼痛	头晕，多睡，肢节痛，偏头风，鼻痈，面肿
天麻、半夏、细辛各60克，绢袋2个，各盛药和匀，蒸热，交互熨痛处，汗出则愈，数日后再熨。	天麻15克、川芎60克，共研为末，炼蜜做成丸如芡子大，每次嚼服1丸，饭后服，茶或酒送下。

【养生药膳房】

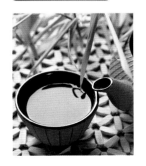

天麻川芎茶

☆所需材料☆ 天麻3克、川芎10克

☆制作方法☆ 砂锅注水烧开，将备好的川芎、天麻倒入锅中，搅拌均匀，盖上盖，用小火煮20分钟，揭开盖，搅拌片刻，将煮好的药茶盛出即可。

功效主治
平肝息风、活血止痛，适用于头痛、偏头痛、头晕等。

蚯蚓

善治中风半身不遂

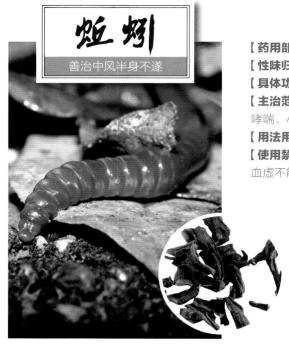

【**药用部分**】参环毛蚓的干燥体。

【**性味归经**】性寒，味咸；归肝、脾、膀胱经。

【**具体功效**】清热息风、通络、平喘、利尿。

【**主治范围**】高热抽搐、风湿痹痛、半身不遂、哮喘、小便不利、水肿等。

【**用法用量**】煎服，5 ~ 10 克；或入丸、散。

【**使用禁忌**】阳气虚损、脾胃虚弱、肾虚喘促、血虚不能濡养筋脉者不宜使用。

【 实用本草妙方 】

小便不通： 蚯蚓捣烂，浸水中，滤取浓汁半碗服下，立通。

偏正头痛： 蚯蚓（去土，焙干）、乳香等份，研末，每次取 1 克做纸捻烧出烟，以鼻嗅入。

僵蚕

祛风解痉，化痰散结

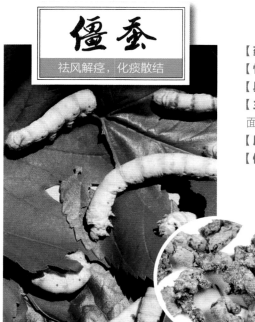

【**药用部分**】家蚕幼虫感染白僵菌而死的虫体。

【**性味归经**】性平，味辛、咸；归肝、肺、胃经。

【**具体功效**】祛风定惊、化痰散结。

【**主治范围**】惊风抽搐、咽喉肿痛、皮肤瘙痒、面神经麻痹等。

【**用法用量**】水煎服，5 ~ 9 克。

【**使用禁忌**】阴虚火旺者禁服。

【 实用本草妙方 】

小儿惊风： 白僵蚕、蝎梢等份，天雄尖、附子尖各 3 克，微炮研末。每次 1.5 克，姜汤调灌。

偏正头风，太阳穴痛： 白僵蚕、高良姜等份，研末，每次 3 克，临睡前茶汤送服。

蜈蚣

息风镇痉，攻毒散结

【**药用部分**】少棘蜈蚣的干燥体。

【**性味归经**】性温，味辛；有毒；归肝经。

【**具体功效**】息风镇痉、攻毒散结、通络止痛。

【**主治范围**】小儿惊风、抽搐痉挛、半身不遂、风湿顽痹等。

【**用法用量**】煎汤内服，0.25 ~ 0.75 克；入丸、散。

【**使用禁忌**】孕妇忌服。

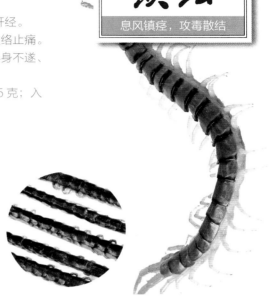

【**实用本草妙方**】

破伤风：蜈蚣研末擦牙，吐出涎沫即愈。

丹毒瘤肿：蜈蚣 1 条、白矾如皂角子大 1 块、雷丸 1 个、百部 6 克，共研为末，调醋敷涂。

全蝎

诸风皆可用

【**药用部分**】东亚钳蝎的干燥全体。

【**性味归经**】性平，味咸、辛；有毒；归肝经。

【**具体功效**】息风镇痉、攻毒散结。

【**主治范围**】小儿惊风、抽搐痉挛、半身不遂、破伤风、风湿顽痹等。

【**用法用量**】煎汤服，全蝎 4 ~ 7.5 克；入丸、散。

【**使用禁忌**】用量不宜过大，以免中毒。孕妇慎用。

【**实用本草妙方**】

小儿久病或吐泻后生惊：蝎梢 30 克，研末，以酒调匀，填入一枚挖空的石榴中，盖好，用文火熬成膏，取出放冷，每次服 1 克，以薄荷汤调服。

开 窍 药

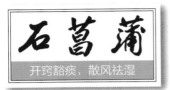

石菖蒲
开窍豁痰，散风祛湿

李时珍说："菖蒲气温味辛，乃手少阴、足厥阴之药。心气不足者用之，虚则补其母也。肝苦急以辛补之，是矣。"

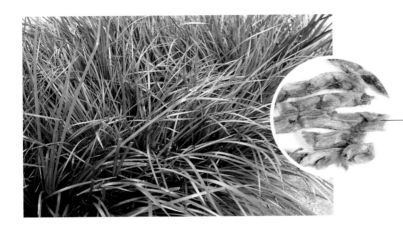

【药用部分】
石菖蒲的根。

【**性味归经**】性温，味辛；归心、肝经。
【**具体功效**】化湿开胃、开窍豁痰、醒神益智。
【**主治范围**】脘痞不饥、噤口下痢、神昏癫痫等。

【**用法用量**】水煎服，5 ~ 15克，鲜品加倍使用。
【**使用禁忌**】咳嗽、吐血、精滑、失眠者慎用。

【**实用本草妙方**】

癫痫风疾		霍乱胀痛
石菖蒲捣成末，猪心1个，剖开，砂罐煮汤，调服9克。		石菖蒲（锉）120克，水和捣汁，分4次温服。
赤白带下	**产后下血不止**	**眼睑挑针**
石菖蒲、补骨脂等份，共炒，研为末，每服6克，以石菖蒲浸酒调服，每日1次。	石菖蒲45克，酒2碗，煎至1碗，去滓，分3次服，食前温服。	石菖蒲根同盐研敷患处。

菖蒲叶

【性味归经】性温，味辛；归心、肺经。

【具体功效】解毒疗疮、杀虫。

【主治范围】麻风、疥疮、大风疥等。

九节菖蒲

【性味归经】性温，味辛；有毒性；归心、肝、脾经。

【具体功效】开窍化痰、醒脾安神。

【主治范围】热病神昏、癫痫、耳鸣耳聋、胸闷腹胀等。

【 养生药膳房 】

远志菖蒲猪心汤

所需材料

远志、石菖蒲··各 15 克

姜片·············20 克

胡萝卜·········100 克

猪心·············250 克

盐、鸡粉········各适量

葱段·············少许

制作方法

胡萝卜切片，猪心切片氽水，远志、石菖蒲放入隔渣袋；砂锅中加水烧开，放入药材袋、姜片、猪心，炖至猪心熟软。倒入胡萝卜炖熟，放入盐、鸡粉，拣出药袋，盛出汤料，放入葱段即可。

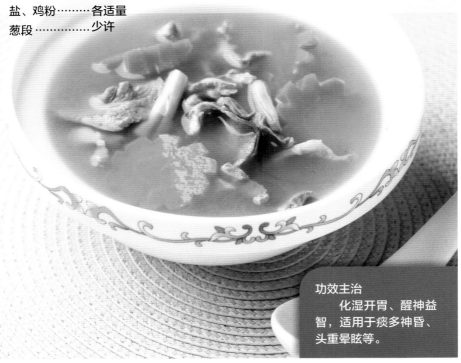

功效主治

化湿开胃、醒神益智，适用于痰多神昏、头重晕眩等。

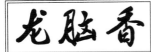

龙脑香

辛凉通诸窍

【**药用部分**】龙脑香树脂的加工品。

【**性味归经**】性凉，味辛、苦；归心、肺经。

【**具体功效**】通诸窍、散郁火、消肿止痛。

【**主治范围**】中风口噤、热病神昏、目赤肤翳、喉痹脑痛等。

【**用法用量**】内服，0.25 ~ 1 克，入丸、散。

【**使用禁忌**】气血虚者忌服，孕妇慎服。

【**实用本草妙方**】

目翳：龙脑香末 30 克，每日适量点眼 3 ~ 5 次。

头脑疼痛：龙脑香 3 克，卷于纸中做成捻子，烧烟熏鼻，吐出痰涎即愈。

安息香

启心神，治昏迷

【**药用部分**】白花树的干燥树脂。

【**性味归经**】性温，味辛、苦；归心、肝、脾经。

【**具体功效**】开窍醒神、豁痰辟秽、行气活血。

【**主治范围**】中风昏迷、惊风、心腹诸痛、产后血晕、小儿惊痫、风痹肢节疼痛等。

【**用法用量**】研末服，0.5 ~ 2.5 克；入丸、散。

【**使用禁忌**】忌见火。

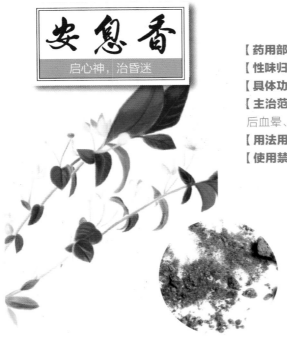

【**实用本草妙方**】

突然心痛，或时发时止：安息香研为末，开水送服 1.5 克。

小儿肚痛：安息香酒蒸成膏，沉香、木香、丁香、藿香、八角各 9 克，香附、砂仁、炙甘草各 15 克，研末，以膏和炼蜜调各药做丸如芡子大，每次服 1 丸，紫苏汤化下。

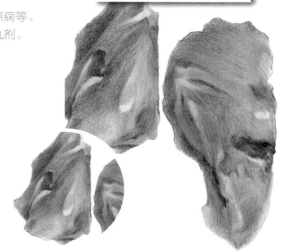

苏合香

通诸窍脏腑，辟不正之气

【**药用部分**】苏合香树所分泌的树脂。

【**性味归经**】性温，味辛；归肺、肝经。

【**具体功效**】通窍辟秽、开郁豁痰。

【**主治范围**】猝然昏倒、痰壅气厥、惊痫等。

【**用法用量**】内服 0.3 ~ 0.9 克，入丸剂。

【**使用禁忌**】阴虚多火者禁用。

【实用本草妙方】

心痛、结核、中风、小儿惊痫：

苏合香 30 克、安息香末 60 克，以酒熬成膏，入苏合香内。白术、香附子、青木香、白檀香、沉香、丁香、麝香、荜茇、诃梨勒（煨，去核）研末，以香膏加炼蜜和成剂，蜡纸包收，每次旋丸如梧桐子大，早晨取井华水，温冷任意，化服 4 丸。

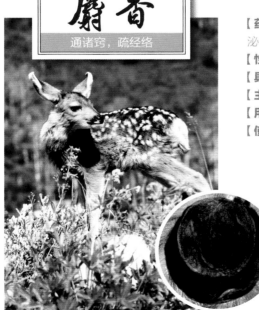

麝香

通诸窍，疏经络

【**药用部分**】麝等成熟雄体香囊中的干燥的分泌物。

【**性味归经**】性温，味辛；归心、脾、肝经。

【**具体功效**】开窍醒神、活血通经。

【**主治范围**】热病神昏、中风痰厥等。

【**用法用量**】内服，0.15 ~ 0.25 克，入丸、散。

【**使用禁忌**】孕妇忌服。

【实用本草妙方】

中风不省：麝香 6 克研末，放入清油 60 毫升和匀，灌之，其人自醒。

催生易产：麝香 3 克，水研服，立下。

【附录】

中药材笔画检索

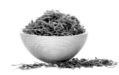